¡MUEVE EL CULO!

Montaje de cubierta y dirección de arte
CELIA ANTÓN SANTOS

Responsable editorial
EVA MARGARITA GARCÍA

Traducción
IRIA GONZÁLEZ ALLEGUE

Reservados todos los derechos. El contenido de esta obra está protegido por la Ley, que establece penas de prisión y/o multas, además de las correspondientes indemnizaciones por daños y perjuicios, para quienes reprodujeren, plagiaren, distribuyeren o comunicaren públicamente, en todo o en parte, una obra literaria, artística o científica, o su transformación, interpretación o ejecución artística fijada en cualquier tipo de soporte o comunicada a través de cualquier medio, sin la preceptiva autorización.

Título original: *Major Mouvement. 10 clés pour un corps en bonne santé*
© Hachette Livre (Marabout) 2020

© Copyright de las fotografías: ©Tancrède Lecasble y François-Xavier Cayron, excepto la página 75 (maratón de las arenas): Alexis Berg.
© Copyright de las ilustraciones:

Material: Laurent Labat de 4Trainer (www.4trainer.fr)
Maquillaje: Shaina Lemée (shainabeauty.com)
Vestuario: Tonsor & Cie (www.tonsor-cie.com)

©EDICIONES OBERON (G. A.), 2022
Juan Ignacio Luca de Tena, 15. 28027 Madrid
Depósito legal: M. 15.697-2022
ISBN: 978-84-415-4630-1
Printed in Spain

¡MUEVE EL CULO!

10 claves para un cuerpo saludable

OBERON

ÍNDICE

Introducción	8

CLAVE 1 — COMPRENDER CÓMO FUNCIONA EL CUERPO — 10
El abecé de la anatomía del cuerpo humano

Los huesos, sin huesos no hay esqueleto	14
El ligamento, ¡todo está bien atado!	20
Los músculos, indispensables para moverse	22
El movimiento > ¡Es la vida!	24

CLAVE 2 — TENER UNA BUENA POSTURA, CUESTIÓN DE ACTITUD — 28
Luchar contra las creencias populares

Tener mala postura, ¿el mal de este siglo?	32
El sedentarismo, el verdadero problema	34
El movimiento > La posición buena es moverse	40

CLAVE 3 — EL DOLOR TAMBIÉN ESTÁ EN LA CABEZA — 46
El cerebro, el invitado sorpresa que cambie el juego

Pues sí, el dolor está en tu cabeza, pero no estás loco	50
Cómo disminuir el dolor – Cambiar la percepción	56
El movimiento > Para diminuir el dolor y fortalecer el cuerpo	60

CLAVE 4 — SOLUCIONES PARA NO TENER MÁS DOLOR DE ESPALDA — 66
¡En realidad es fácil fortalecer la espalda!

Fortalecer tu espalda, sí, pero haciéndote las preguntas correctas	70
Identificar tus necesidades para responder a tus deseos	74
Los 12 movimientos > para reforzar la espalda	80

CLAVE 5 — EVALUARTE Y VOLVER A TU ZONA DE CONFORT — 88
¿Lo que hago está bien o mal?

Cuestión de dosis, entre el demasiado y el no suficiente	92
El movimiento > Para conocerse bien	104

CLAVE 6 — ACEPTARSE Y RECUPERAR EL CONTROL — 112
Cuando no nos gusta nuestro cuerpo, sentimos dolor, estamos cansados

El poder de las cosas simples, mover, comer, dormir, reír. *Repeat*	116
La rutina del bienestar del cerebro, meditación, gratitud y deporte	122
El movimiento > Para conectarse con uno mismo	128

CLAVE 7 — **CONSTRUIRSE UN CUERPO QUE NOS GUSTE** — 130
¿Cómo volver a hacer ejercicio y conseguir tonificarse?

Elegir los ejercicios correctos y saber de cuáles mejor nos olvidamos — 134

CLAVE 8 — **GESTIONAR LAS LESIONES CRÓNICAS** — 144
Para no decir más: «no puedo, tengo tendinitis»

En caso de lesión, ¿ponemos hielo, reposamos o estiramos? — 150
El movimiento > 4 ejercicios para terminar con la tendinitis — 154

CLAVE 9 — **FABRICARSE UN CUERPO FUERTE** — 156
Por aquí los glúteos de acero, las espaldas y rodillas de toro

Un *booty* de acero para devolverle fuerza al cuerpo — 160
Unas rodillas fuertes que no te fallarán — 166
Una espalda poderosa y unos hombros estables — 168

CLAVE 10 — **SABER MOVILIZARSE O ESTIRARSE** — 174
Esa es la cuestión

¿Estiramiento o movilidad? No es lo mismo — 178
¿Cómo y cuándo? Modo de empleo — 184

UN PROGRAMA DE 8 SEMANAS — 186
Para que te sientas bien en tu cuerpo

Movilidad — 192
Plancha dinámica — 196
Cardio — 198
Fuerza — 200
Finisher — 201
Semana 1 — 202
Semana 2 — 204
Semana 3 — 206
Semana 4 — 208
Semana 5 — 210
Semana 6 — 212
Semana 7 — 214
Semana 8 — 216

Conclusión — 219
Agradecimientos — 221

*Los ejercicios y los consejos presentados
en este libro no sustituyen a una consulta.
Si aparece dolor, hay que consultar con un profesional sanitario.*

A Tania, mi mujer, y a mis dos hijos, que serán siempre mis más bonitas fuentes de inspiración.

Si estás leyendo estas líneas es porque deseas retomar el control sobre tu salud. Y te felicito… Pero ¿por dónde empezar? ¿Cómo hacerlo BIEN?

Soy kinesiólogo autónomo desde hace diez años, profesor de terapia manual y soy un apasionado de la divulgación médica.

En este libro, he decidido resumir todo lo que le explico a mis pacientes cada día. Comprender el cuerpo humano es adquirir el lenguaje de uno mismo.

Y para ello, simplemente me gusta hablar, con humor y benevolencia.

He concebido este libro en diez claves con las preguntas que realizas en cuanto entras en una consulta médica.

El dolor de espalda, la tendinitis, los dolores articulares y musculares: ¿cómo curarlos?

¿Cómo colocarte en LA «buena postura»?

¿Cómo perder peso de forma duradera?

¿Cómo volver a hacer deporte?

Pero también entro en esos temas de los que no siempre te atreves a hablar en la consulta: los complejos, las cicatrices, la autoestima, la carga mental, la mirada de los demás…

En diez años de práctica, he aprendido a escuchar, lo que me dicen y lo que no me dicen.

He aprendido a leer en el malestar y en los cuerpos.

Y es de todo esto de lo que tengo ganas de hablar, sin tabúes y con respuestas concretas.

Que son las de la vida verdadera.

Con este libro, comprenderás cómo funciona tu cuerpo, para POR FIN poder reconciliarte con él e incluso empezar a quererlo...

Verás un poco de teoría, bastante humor —o al menos, eso espero ;-)—, ilustraciones y fotos para ayudarte, muchos ejercicios para que puedas poner en práctica todo lo que habrás aprendido. Por último, conocerás las soluciones para tener una espalda fuerte, para gestionar mejor el dolor. ¡Tendrás pistas para hacer las paces contigo mismo y encontrar el camino del... movimiento!

Y como tengo ganas de acompañarte hasta el final, como bonus, te he preparado un programa de ocho semanas de fitness adaptado a cada uno (sí, sí, ¡es posible!), para recuperar la forma física.

Este libro es TODO lo que siempre he soñado con decirle a mis pacientes para que puedan recuperar la confianza en ellos mismos y en su cuerpo.

Grégoire (*Major Mouvement*)

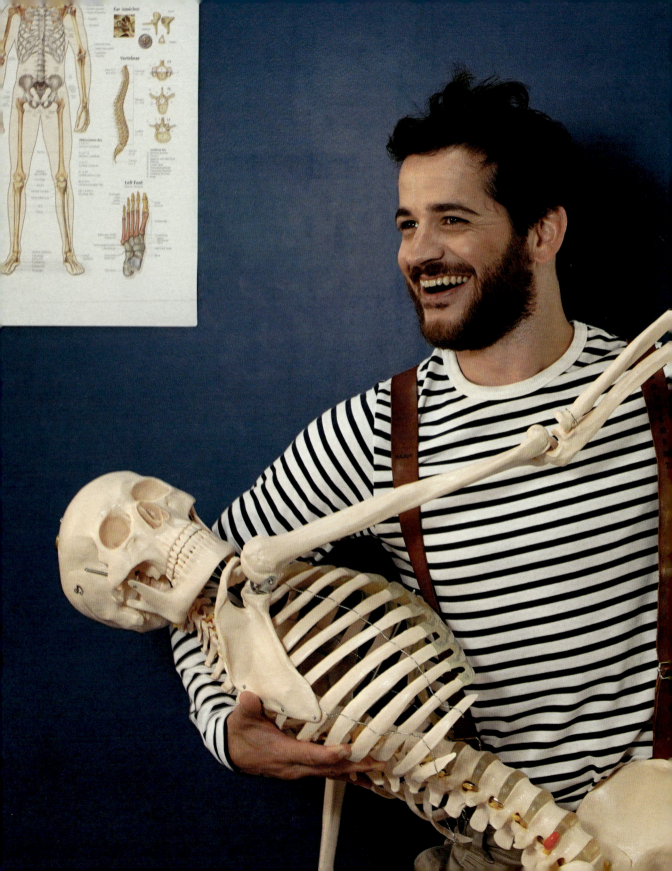

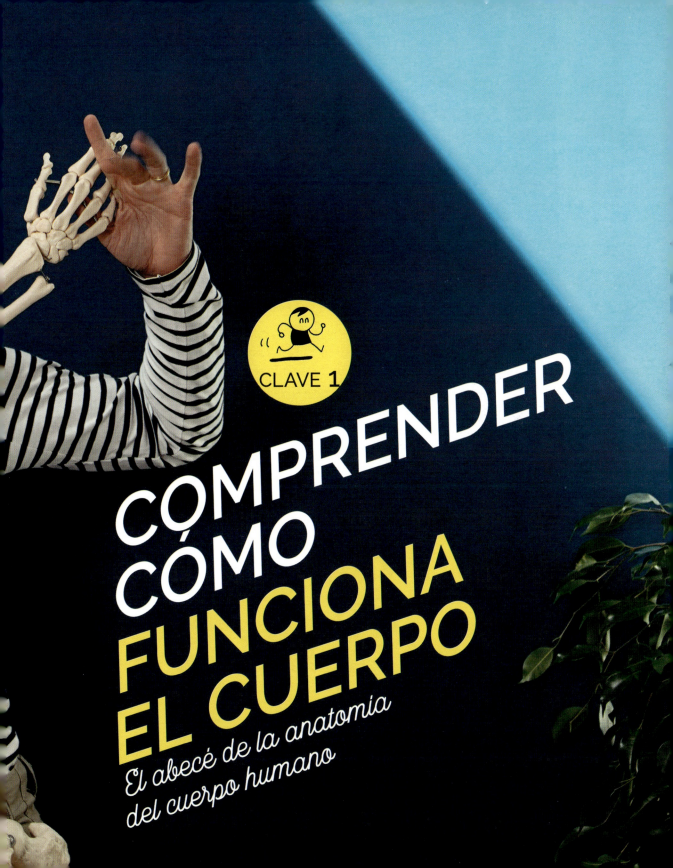

Este primer capítulo tiene como objetivo el sintetizar TODO lo que tienes que saber sobre el cuerpo humano, en particular sobre el sistema musculoesquelético.

Mi profe de mates de 2º de la ESO siempre decía: «algunas cosas funcionan sin decirlas, pero aun así funcionan mejor cuando se dicen». Detesté las mates por su culpa, pero tengo que reconocer que tenía razón: no obtenemos nada sin trabajo.

Tranquilo, no voy a hacerte trabajar, pero en este capítulo voy a repasar las bases, sin aturullarte, solo para que estemos de acuerdo respecto a las palabras, las nociones, la anatomía... En fin, que voy a hacer un poco de divulgación, con toda tranquilidad.

Bueno, ¿y qué es el sistema musculoesquelético?
Se trata del conjunto de los músculos, tendones, huesos y ligamentos (tejidos que conectan los huesos en una articulación) del cuerpo humano.

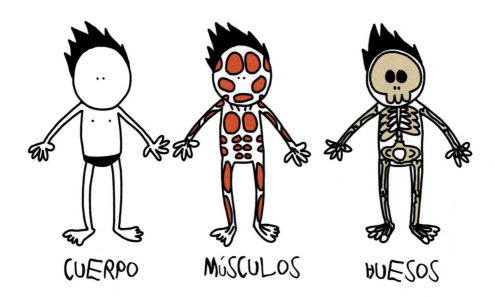

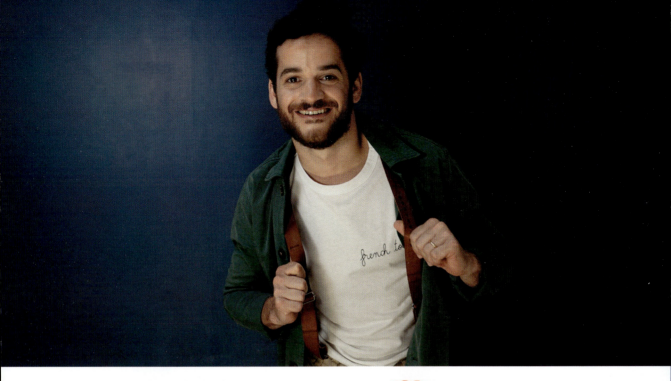

Es el sistema que permite que el cuerpo se mueva. En otras palabras, es la arquitectura del movimiento.

¿Por qué hablamos de sistema? Pues porque este sistema, como el sistema cerebral (cerebro) o el sistema cardiorrespiratorio (corazón-pulmones), o incluso el sistema solar, se rige por una cierta lógica. ¡Y comprender esta lógica es mi especialidad!

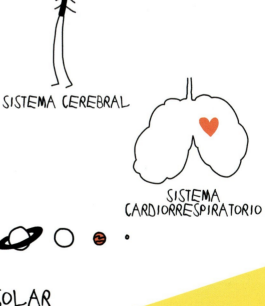

LOS HUESOS
Sin huesos no hay esqueleto

Un hueso está duro. Mega duro, más bien. ¿Y qué más?

1 **Los huesos forman la arquitectura del cuerpo.**
El esqueleto se compone, en la edad adulta, de 206 huesos que, apilados los unos sobre los otros, garantizan que seas más fuerte que un mejillón.

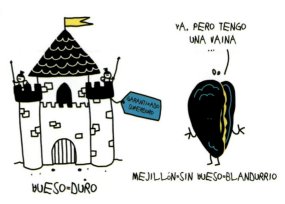

2 **Los huesos están vivos y unidos por una articulación.**
Y la articulación es SUPERIMPORTANTE: sin las articulaciones no podríamos movernos. El hueso en sí mismo no tiene nervios. Es decir, que si se rompe, la información de la fractura no será enviada al cerebro. Un poco como cuando destrozas la puerta de tu coche: te sentará fatal, pero no sentirás nada*.

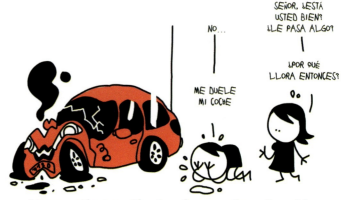

*Aunque estés muy unido a tu coche, no puedes sentir su dolor.

Y entonces, ¿por qué duele? Lo que duele son todos los elementos alrededor del hueso (ligamentos, cápsula, tendón, músculo, etc.), en particular los concentrados alrededor de las articulaciones. Es por eso por lo que tenemos frecuentemente dolor en la espalda, en el hombro, en la rodilla y no en la T9 (la 9.ª vértebra torácica), en el húmero o en el fémur.

3. **El mejor modo de fortalecer un hueso es usándolo.**

Para conservar los huesos fuertes (¡y duros!), hay que someterlos con regularidad a tensiones. Y al revés: el mejor modo de debilitar un hueso es no usándolo. Veamos un poco más esto, porque es crucial.

Durante mucho tiempo se pensó que el deporte y el ejercicio eran malos para los huesos y las articulaciones. Sobre todo, que estas dos actividades favorecían la artrosis.

Pues atención [*redoble de tambor*]: ¡es completamente **FALSO**!

Bueno, completamente falso quizás sea exagerado, pero vamos, que no es cierto.

Veámoslo juntos. Porque para comprender el resto del libro, es necesario (vamos, que te saques el dedo de la nariz y atiendas) comprender lo que viene a continuación.

▶ **De la célula al cerebro**

Te presento a **la célula**.
La célula es el elemento que compone **un tejido**.
Y un tejido es lo que compone **un órgano**.

> ## Zoom sobre
> ### ¿QUÉ ES LA ARTROSIS?
>
> Es el nombre que se le da a la patología que se produce en las articulaciones, ocasionando dolor, hinchazón y que entorpece el movimiento. Estaría ligada al desgaste del hueso. Ejercicio + deporte = fricción del hueso = debajo del mortero = desgaste = dejar de ejercitarse y de hacer deporte = ¡FALSO!
>
>
>
>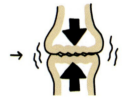
>
>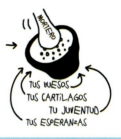
>
>
>
>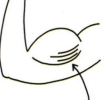
> TUS HUESOS
> TUS CARTÍLAGOS
> TU JUVENTUD
> TUS ESPERANZAS

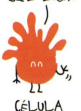

¡HOLI! SOY UN PERSONAJE IMPORTANTE DEL LIBRO

CÉLULA

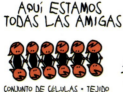

AQUÍ ESTAMOS TODAS LAS AMIGAS

CONJUNTO DE CÉLULAS • TEJIDO

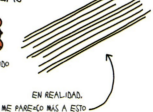

EN REALIDAD, ME PAREZCO MÁS A ESTO

EL ÓRGANO

(AQUÍ, EL MÚSCULO BÍCEPS)

Para que todo el mundo lo entienda, digamos que:
• Si Francia es el cuerpo humano y la ciudad de París un órgano...
• El tejido sería la avenida de los Champs-Élysées.
• El número 127 es un pequeño conjunto de células y el apartamento B72 del número 127 es una célula.

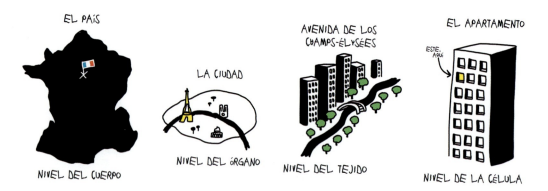

El apartamento B72 de la avenida de los Champs-Élysées vive su vida tan traquilito, a su escala, por el bien de su ciudad, París, que a su vez funciona por el bien de su país, Francia. [Marsellesa]

Podemos comprender que individualmente una célula no tiene ningún interés mayor, a escala del país. Ni tan siquiera a escala de la ciudad. Sin embargo, un conjunto de células que empieza a volverse loco tendrá consecuencias en la ciudad, y a veces en el país al completo.

Imaginemos esto: si algunos apartamentos de la avenida de los Champs-Élysées se quemaran, los comercios de alrededor sufrirían consecuencias directas, y la ciudad también. Y el país entero.

Así que es cuestión de escala. Las cosas pequeñas gobiernan sobre las grandes, aunque no lo veamos. Y al revés: si solo nos fijamos en lo pequeño, desatenderemos las cosas grandes.

Por lo tanto, para comprender el cuerpo humano es necesario tener permanentemente **una visión a varias escalas**.

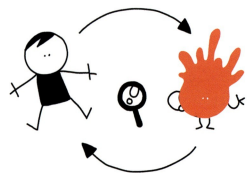

▶ La adaptación

Volvamos a nuestros huesos.

Contrariamente a la idea normalmente difundida, el hueso se fortalece cuando se somete a tensiones. En realidad, es bastante lógico.

El objetivo de la especie humana es sobrevivir, cueste lo que cueste.

También, cuando el cuerpo humano está expuesto a algo, se adapta. Y la palabra que quiero que recuerdes es esta: «ADAPTACIÓN». Porque es de esto de lo que se trata.

Cuando sometemos al hueso a cualquier presión (por ejemplo, caminar un km), con cada paso, el peso del cuerpo hará entrechocar los huesos y crear microtraumatismos. ¡Pero el cuerpo va a adaptarse!

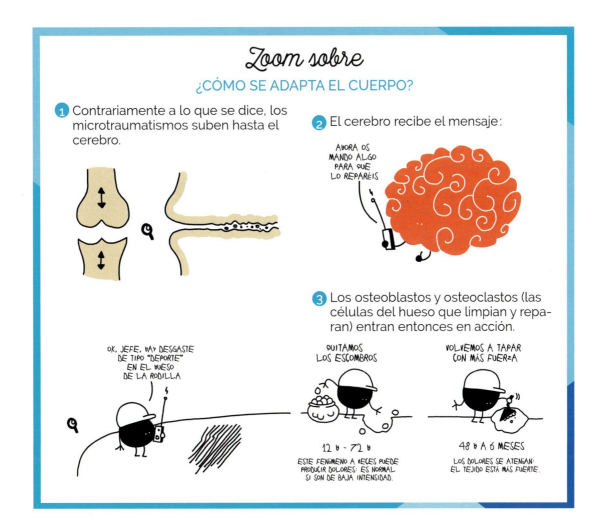

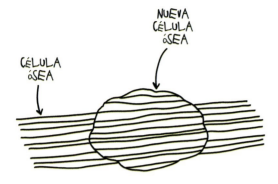

El cuerpo se adapta, envía entonces células para limpiar y reparar los microtraumatismos, pero esto lleva tiempo.

Es por esto por lo que el deporte o el ejercicio son considerados como nocivos. Pero es que entonces no se está hablando de una cosa indispensable: **el contexto**.

Podemos resumir la cosa de manera muy simple:

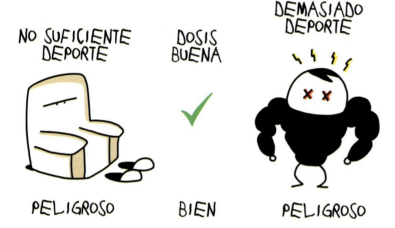

Y este esquema vale para TODO el sistema musculoesquelético.

▶ La auténtica pregunta no es ya «¿el deporte es bueno o malo?» sino más bien «¿cuál es la cantidad apropiada de deporte para mí?».

Es un poco como si hicieras un pastel de chocolate.
Los huevos, ¿son buenos o malos?
Sin huevos=no hay pastel.
Demasiados huevos=tortilla de chocolate.

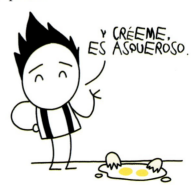

El cuerpo se adapta para sobrevivir, siempre. Pero para eso, ya lo hemos visto, necesita tiempo. Y la paradoja con el tiempo es que cuanto más pasa, más perdemos las capacidades de adaptación. Así, entre 0 y 9 meses en el útero nos adaptamos más que entre 32 años y 9 meses: en 9 meses, mientras José Alberto se dejó crecer el bigote, a Mateo le han crecido dos riñones, 12 metros de intestino y una pirindolilla de 3 cm.

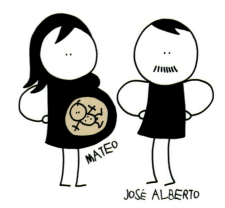

▶ **¿Moraleja? Ten paciencia.**

Cuando caminas una vez un kilómetro, se dan microtransformaciones en tu cuerpo. Pero si caminas todos los días durante tres meses, entonces tu cuerpo dirá «caminar es la normal, tengo por lo tanto que sobrevivir a eso. Voy a fortalecerme, desarrollar mis músculos, mi corazón, mis pulmones para no pararme entre la panadería y casa».

▶ Retén que **es la acumulación de cambios pequeños lo que cambia el cuerpo**. Al igual que la acumulación de pequeños apartamentos son los que cambian una calle, un barrio, una ciudad y un país.

Nuestra capacidad de adaptación varía en función de los tejidos. Pero la capacidad de un tejido de adaptarse depende de su **vascularización**, del aporte en sangre que contiene todos los elementos necesarios para la adaptación. Así, algunos tejidos ricamente vascularizados, como la piel, se adaptan muy rápido; otros, como el cartílago o los ligamentos, casi no. En caso de no vascularización (ruptura total del tejido), el tejido muere.

Esta es la duración media de adaptación de los tejidos (si no hay complicaciones):

• Piel: de algunos minutos a algunas semanas.

• Músculos: de algunos días a 3 meses.

• Huesos: de 3 semanas a 3 meses.

• Ligamentos: de 3 semanas a 6 meses.

• Nervios: de algunos días a 3 años.

• Tendones: de 3 semanas a 3 años.

Y así podrás empezar a comprender por qué las tendinitis duran tanto tiempo…

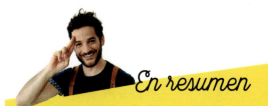

En resumen

- El hueso es muy resistente.
- Es un componente mayor de la articulación.
- Se refuerza cuando es sometido a un esfuerzo.
- No suficiente esfuerzo=no adaptación.
- Demasiado esfuerzo=no suficiente tiempo para adaptarse.

EL LIGAMENTO

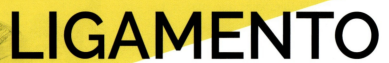

¡Todo está bien atado!

El ligamento es un tejido duro, pero lo suficientemente flexible para unir dos huesos alrededor de una articulación.

Aunque el ligamento permite el movimiento, también evita que los huesos se muevan demasiado. Hay algunas particularidades que conviene saber:

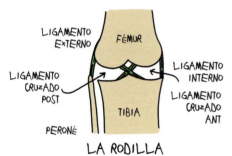

- El ligamento no tiene habilidad para contraerse, al contrario que el músculo.
- Asegura la estabilidad pasiva (ya que no se contrae) de una articulación.
- Está vascularizado débilmente, así que tarda tiempo en cicatrizar.

Cuando un ligamento se desgarra un poco, hablamos de un **esguince**. Cuando se desgarra completamente, hablamos de **ruptura** (por ejemplo, ruptura del ligamento cruzado). Una vez roto, únicamente la cirugía permite la reparación. Sin embargo, no es siempre necesario operar, ya que existe otro medio de estabilizar una articulación: los músculos.

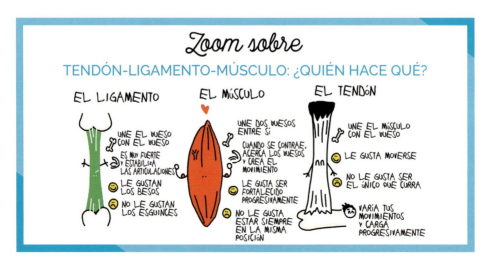

20 • Comprender cómo funciona el cuerpo

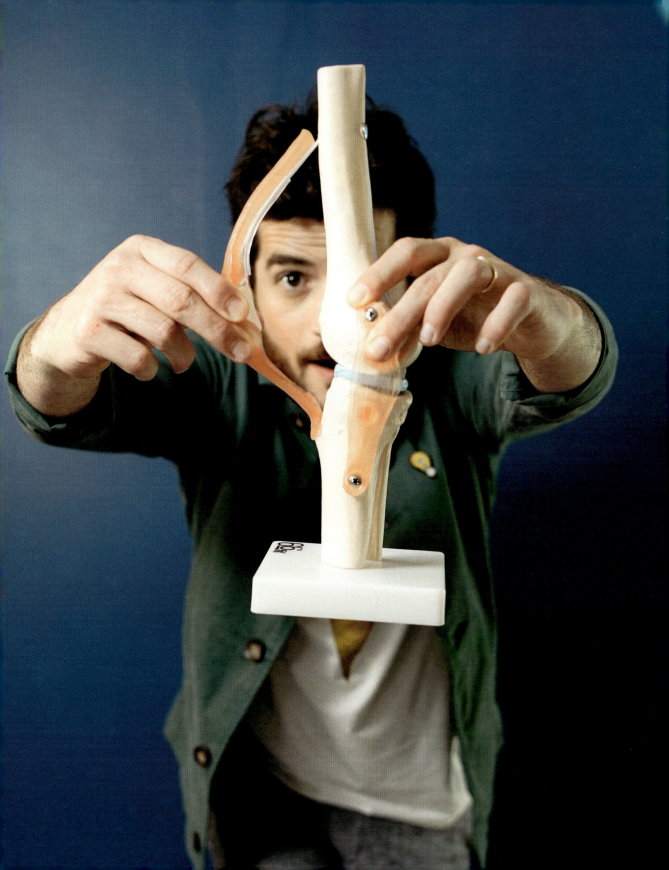

LOS MÚSCULOS
Indispensables para moverse

Una cosa importante que saber: ¡los músculos son quienes permiten el movimiento! Cuando los músculos se contraen, mueven el hueso. Algunos músculos se enganchan a los huesos por tendones (volveremos a ello, en la página 146). Hay dos elementos que recordar.

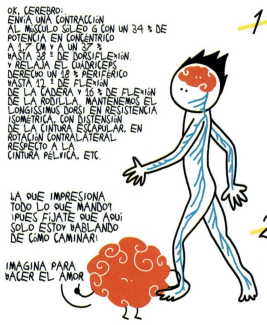

1 Los músculos crean el movimiento gracias al cerebro

El cerebro envía un mensaje, este mensaje circula en el nervio de los músculos implicados. Las miofibrillas (las células que componen el músculo) se contraen. Y contrayéndose, el músculo se retrae. Es la coordinación contracción-descontracción de los músculos lo que crea el movimiento. ¡El mensaje nervioso es extremadamente complejo!

2 Los músculos tienen una capacidad biomecánica variable.

Vale, estoy usando una palabra técnica, pero es muy sencillo de comprender: la capacidad biomecánica es simplemente **la fuerza del músculo**. Se trata de lo que es capaz de realizar respecto a sus capacidades. Por ejemplo, en el momento en que estás leyendo este libro, la capacidad biomecánica de los músculos de tus dedos es la que te permite sujetar el citado libro en tu mano. Esta capacidad biomecánica vería en función de diferentes factores, como el peso: si el libro pesase dos toneladas, serías incapaz de sujetarlo. O si te lo lanzáramos a 90 km/h, la capacidad biomecánica de tus músculos no sería apta para poderlo agarrar. ¿Por qué te explico todo esto? Pues otra vez por lo mismo: por la importancia del contexto. Para comprender el funcionamiento del músculo, tendrás que asumir que responde a leyes **físicas**, y por ello a un **contexto**, y únicamente a eso.

Por ejemplo:
- Llevar un libro de 200 g durante 3 minutos no es lo mismo que llevar un libro de 10 kg durante 15 minutos.
- Caminar 5 minutos una vez a la semana no es igual que correr 2 horas cada dos días.
- Practicar CrossFit dando el 120 % cinco días a la semana no es lo mismo que hacerlo a tu ritmo dos veces a la semana.

▶ Para evitar al máximo los dolores articulares, o limitar sus consecuencias, deberás realizar **actividades que se correspondan con las capacidades biomecánicas de cada uno de tus músculos**.

Tomemos el ejemplo de una mujer de 32 años. Un año después del parto, le gustaría practicar CrossFit. ¿Es buena idea? Bueno, pues depende: ¿tiene el suelo pélvico lo suficientemente fuerte para poder encajar la presión sin tener pérdidas de orina? ¿Los músculos de sus hombros son aptos para soportar 60 tracciones? ¿Los músculos de su espalda son capaces de llevar 60 x 20 kg (más allá de estar sentada todo el día y de bañar al bebé de noche)?

▶ **El único modo de saber qué puede hacer el cuerpo o no, es ponerlo a prueba.** El cuerpo humano es capaz de adaptarse.

Así que hay que empezar realizando ejercicios de poca dificultad. Mírate durante 48 horas cómo el cuerpo lo encaja: ¿tenemos agujetas, dolores, molestias? ¿Dónde? ¿Cuándo? ¿Cómo? Y así, vamos aumentando progresivamente el nivel.

Este modo de funcionamiento se denomina **cuantificación del estrés mecánico**: evaluamos las tensiones en los músculos y nos adaptamos aumentando si el cuerpo no muestra ningún signo de fatiga. Y al revés: disminuimos si aparecen dolores. La meta es construir músculos que sean capaces de crear movimiento, para así poder responder a lo que queremos. Vamos, que organizamos la adaptación.

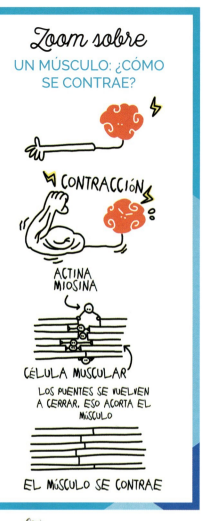

Zoom sobre UN MÚSCULO: ¿CÓMO SE CONTRAE?

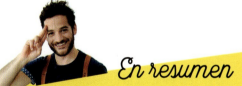

En resumen

Entendemos, por lo tanto, que el cuerpo humano siempre puede PROGRESAR. Incluso si a veces, para eso, haga falta primero ir un poco para atrás. Me preguntan con frecuencia cómo evitar el dolor; siempre respondo que el dolor es únicamente información, que hay que volver a iniciar el movimiento que tu cuerpo puede tolerar y que el dolor irá disminuyendo. El cuerpo se adapta, pero somos nosotros los que tenemos que crear su transformación.

EL MOVIMIENTO
¡Es la vida!

Voy a ir directo al grano: el movimiento es la vida. Desde la célula más pequeña a poblaciones enteras de células, la vida está hecha de movimiento. Me gusta decir que existen tantos modos de moverse como individuos. Mi trabajo en particular (la kineseología es en griego el «estudio del movimiento») consiste en que cada cual pueda tener sus propias instrucciones de uso. Y es que, por desgracia, los humanos no venimos con modo de empleo.

1 ¿Nos movemos o qué?

A veces tenemos la sensación de que existen solo dos reglas:
— Moverse está bien.
— No moverse no está bien.

Existe un enorme desenfoque alrededor del movimiento. Se nos dice «come, muévete», pero si te duele, te dirán en seguida que pares. Es más o menos así:
— «Hay que correr, es bueno para el corazón. ¿Te duele la rodilla cuando corres? Deja de correr».
— «Haz deporte, que es bueno para la salud. Pero ten cuidado, que te puedes lesionar».

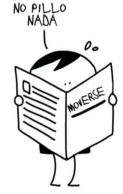

Es como si le dijéramos a un niño: «vete a jugar fuera, pero quédate en casa, estarás más seguro». No tiene ningún sentido... pero de aquí viene la famosa idea de «ve a la piscina: haces deporte y al menos no es malo para las articulaciones».

Lo de ir a nadar para curar el dolor de espalda es, a mi modo de ver, absurdo. Ponerle a la gente un bañador y un gorro de plástico no está más indicado que cualquier otro deporte. La cuestión sería más bien: **¿qué puede hacer esta persona y en qué cantidad?** No es el esfuerzo ni la presión lo que hay que evitar. El mejor deporte para tu espalda es aquel que te gusta, siempre y cuando **respetes la presión progresiva en tu cuerpo**.

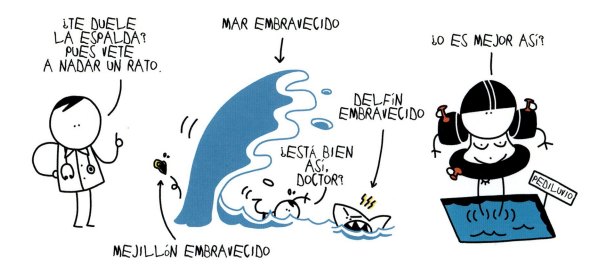

—¿Te gusta correr? Empieza por 5 km a velocidad media.
—¿Te duele ? Corre 1 km a velocidad lenta.
—¿Te sigue doliendo? Recorre 200 m caminando.

▶ Lo que cuenta, para ver resultados, **no es la intensidad sino la repetición**. Hacer deporte no quiere decir matarse del esfuerzo cada 15 días. Es tener asiduidad 2 o 3 veces a la semana, desde intensidad moderada hasta fuerte, en función de tu experiencia y de tu agenda deportiva. ¡No podemos estar al cien por cien todo el año!

2 Moverse o morir, hay que elegir.

Sé que todo esto es un montón de información de golpe, así que me voy a aprovechar de tu concentración para darle aún más fuerte. Tómate unos segundos para leer esto:

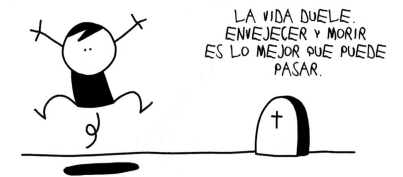

Y ahora tómate unos segundos para preguntarte realmente estas dos cosas:
— ¿Crees que podemos vivir toda la vida sin dolor?
— Cuando sufres, ¿qué es lo más duro de soportar, el dolor físico o la inquietud que genera ese dolor físico?

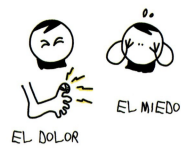

Si eres 100 % honesto contigo mismo, generalmente, es la inquietud lo que resulta más difícil de soportar.
La inquietud de no poder hacer deporte durante 3 meses.
La inquietud de estar enfermo algunos días.
La inquietud por si eso esconde algo más grave.
La inquietud de que sea «el principio del fin».

En tanto que kinesiólogo, mi pan de cada día es tranquilizar a la gente. Siempre estoy atento en caso de signos de alerta. Pero en la inmensa mayoría de los casos, si los pacientes hacen ejercicio con asiduidad, el dolor acaba por remitir, un poco como llegó, y la vuelta a la vida retoma su curso normal.

3. Aceptar que el dolor forma parte de la vida.

A título personal, sin embargo, tengo una filosofía que admito que no es buena para todo el mundo. Puede parecer un poco dura, pero te aseguro que sirve para permanecer siempre optimista. Y es que lo vuelvo a decir: la vida duele. Envejecer y morir es lo mejor que nos puede pasar. Porque no envejecer quiere decir morir joven. Vivimos en un culto a la juventud que nos pinta la vejez como una tara, ¡pero esto es completamente falso! No tengamos miedo a envejecer porque es inevitable, al contrario, asumamos con benevolencia nuestra «degeneración» para poder disfrutar libremente de nuestras capacidades. ¡Y aquí es donde entra el punto positivo! A partir del momento en el que admitimos que, un día u otro, la vida puede empeorar, y ya estaremos preparados mentalmente. Y cuando sucede realmente, no solo estaremos agradecidos por todos los años en los que hemos vivido en paz, sino que también podremos avanzar. Reconstruirnos en la nueva situación. Podemos aceptar. Podemos evolucionar.

▶ **¿Por qué te digo todo esto?**

Porque he visto a demasiada gente rendirse frente a una enfermedad, a un accidente. Y no porque sea demasiado duro, demasiado doloroso, demasiado largo, demasiado caro. Se rinden porque no saben reconstruirse. No saben aceptar. Resisten en la negación.
Ojo, no digo que la enfermedad o el dolor no existan. No digo que no puedan arruinarte la vida.
Digo que, si queremos seguir avanzando en nuestra vida, aunque nos juegue una mala pasada, no podemos mirar hacia atrás.

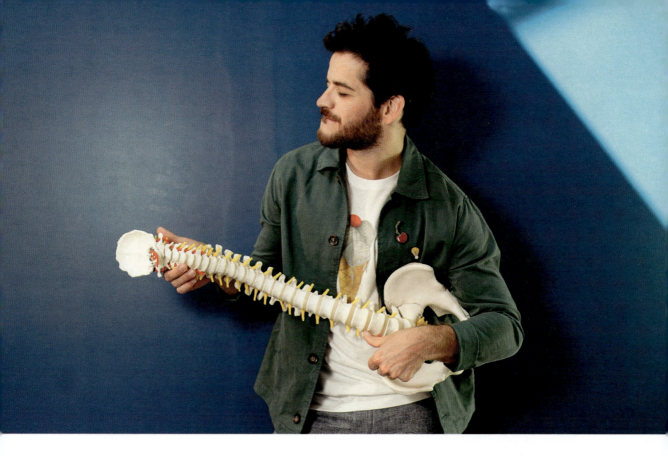

No pierdas tu energía juzgándote o culpabilizándote, ya que la vida tiene tal complejidad que a veces no hay nada que comprender.
Vete a explicarle a Tom por qué un árbol le cayó encima cuando paseaba por el bosque en pleno verano, o a Román por qué tuvo un accidente de coche durante su luna de miel.
Vete a explicarle a Ariana por qué tuvo un ictus durante su parto.
Vete a explicarle a Melania por qué un tío la empujó a las vías del metro, o a Toni por qué no podrá jugar ya nunca más al baloncesto.
Todas estas historias, por desgracia, son las de mis pacientes, y escucho otras similares una vez al día... La herida, la enfermedad, el dolor, forman parte de la vida. Con frecuencia lo escondemos, porque nos da vergüenza. Pero nos equivocamos. Al revés, deberíamos estar orgullosos. Llevar nuestras cicatrices como armaduras abiertas, como signos de que hemos sobrevivido a una vida injusta y dolorosa.

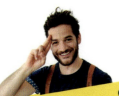

En resumen

Todos tenemos cicatrices. Así que hay que estar preparados para luchar contra nosotros mismos. Tenemos que estar listos para ser resilientes. Y seamos optimistas. Porque, aunque la batalla contra la enfermedad o la muerte está perdida desde el principio, trata de librar el más bello combate.

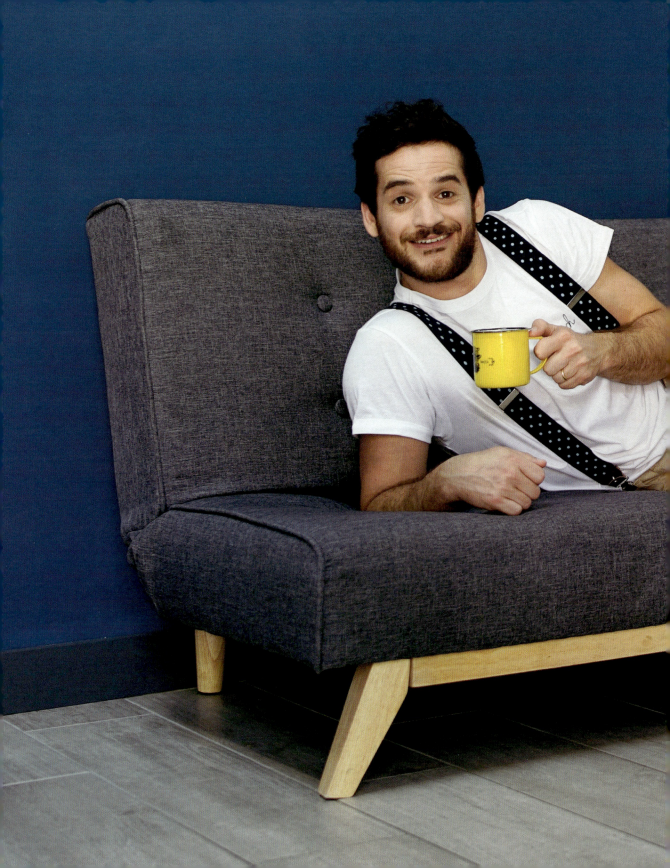

TENER UNA BUENA POSTURA, CUESTIÓN DE ACTITUD

Luchar contra las creencias populares

Estás a punto de empezar a leer el segundo capítulo de mi libro y te agradezco la atención. Aquí tengo que ser honesto, y como algunas cosas resultan a veces difíciles de escuchar, voy a ir progresivamente, etapa tras etapa, de modo que puedas comprender y, sobre todo, encontrarte mejor. Voy a desmontar las creencias populares fuertemente ancladas respecto a la postura.

¿Pero qué es realmente una «mala» postura?

La postura sería esa posición que nos define, un poco como una parte de nuestra identidad. En este sentido, tener una «mala» postura sería un problema que hay que reequilibrar. ¿Y qué es una postura desviada?

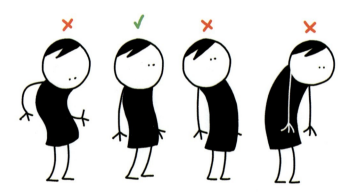

Sería por ejemplo alguien que no se ve erguido, que tiene una pierna más corta que la otra, una pelvis desplazada o alguien que va encorvado como si tuviera chepa.

Tomemos el ejemplo de una pelvis desplazada. Puedes tener una ligera diferencia en el largo de las piernas (de hecho, menos de 1,5 cm se considera «normal»). Consecuencia: tus huesos de la pelvis no están alineados. Así que no estás derecho. ¿Eso quiere decir que te duela? Pues no necesariamente.

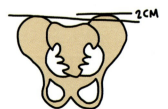

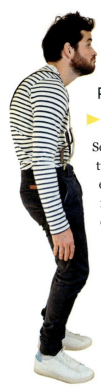

Primera creencia popular: estamos derechos.

▶ EN REALIDAD, no somos estatuas.

Somos seres en movimiento. Nuestra postura cambia cada vez que respiramos. No eres una casa ni una estatua, así que tu musculatura se mueve todo el rato, te des cuenta o no. Así que la postura es un concepto que hay que evaluar dinámicamente, no estáticamente. O sea, no con una foto.

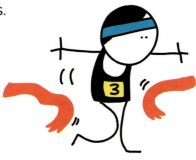

CORREDOR DE MARATÓN

Segunda creencia popular: nuestro cuerpo está desequilibrado.

▶ EN REALIDAD, todos somos ligeramente asimétricos.

Siento decirlo, pero todos estamos desequilibrados. ¿Esto es realmente un problema? Por lo que yo sé, eres o diestro o zurdo (rara vez ambidiestro), y tienes un corazón a la izquierda y un hígado a la derecha, una nariz por delante y un par de nalgas por detrás. Entonces... ¿por qué querer a toda costa la simetría perfecta?

De hecho, incluso entre deportistas de alto nivel podemos encontrar con regularidad desequilibrios, lo que no les impide para nada su rendimiento.

¿Entonces no existen los problemas posturales?

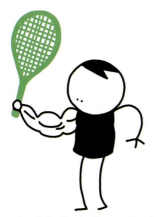

6 MESES DE TENIS, 20 AÑOS DE SOLTERÍA

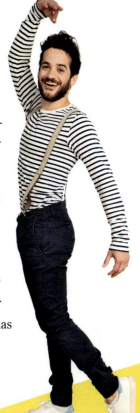

Sí, pero acusar a la postura sería acusar la consecuencia en vez de la causa. Es lo que vamos a ver a continuación.

TENER MALA POSTURA

¿El mal de este siglo?

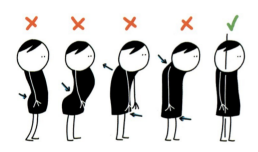

¿Has visto ya alguna vez este tipo de croquis de la «buena postura», donde la espalda aparece totalmente recta?

Todos hemos escuchado desde que somos niños eso de «ponte recto o si no te vas a hacer daño en la espalda», «¡cuidado con tu espalda, te vas a hacer daño si te colocas así!».

Bueno, ¡pues todo eso es falso!

La espalda está compuesta de curvas. Hacia dentro a nivel cervical y lumbar, que es lo que se llama lordosis. Hacia fuera a nivel torácico y del sacro, que es lo que se llama cifosis. Las lordosis cervicales y lumbares son zonas de una gran libertad de movimientos. Las cifosis son zonas de protección, y por ello, poco móviles. Por lo tanto, es NORMAL que tu espalda NO ESTÉ RECTA.

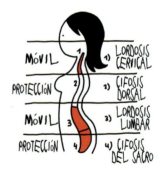

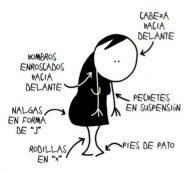

Y encima cómo está de curvada depende de nuestra genética, de nuestra musculatura, de nuestros antecedentes, de nuestro curro, e incluso de nuestro estado mental.

Así que para mí, decirle a alguien «tienes mala postura» es tan lógico como decirle «tienes mala cara».

No es nada guay y resulta culpabilizador. ¿Acaso por tener «mala cara» se crean dolores en el rostro?

Dicho de otro modo: ¿tener una mala postura crea dolores?

La verdadera pregunta que hay que hacerse no es saber si estéticamente mi postura es bonita o no, sino más bien: ¿la posición en la que estoy produce dolor? Y aquí el debate ya no es para nada el mismo.

Porque una posición dolorosa se corrige muy fácilmente... ¡moviéndose!

Ejemplo: me duele cuando estoy sentado 8 horas al día, o cuando llevo a mi bebé, o cuando conduzco.

El problema está en que cuando consideramos que el dolor de espalda viene de una mala postura, vamos a tender a culpabilizar a la gente con algo sobre lo cual no pueden hacer gran cosa, vamos a hacerles perder mucho tiempo para corregir esta postura sin ninguna garantía de que el dolor se arregle (ver capítulo 3).

Cuidado, que tampoco estoy diciendo «ponte en cualquier posición y todo irá bien». Lo que digo es: «¡muévete!», porque solo moviéndote mantienes vivas las articulaciones y repartes mejor las presiones de la vida. Y volvemos aquí a la necesidad de animar al cuerpo al movimiento: es decir, de poner la presión adecuada, en el lugar correcto, sobre un tejido que puede tolerarla.

Y quizás estés empezando a intuir aquí tres problemas...

1. Estás sentado todo el día sin moverte (pág. 44).
2. Curras todo el día y sufres (págs. 64-65).
3. ¿Cómo saber cuál es la presión adecuada para cada tejido?
   (Capítulo 5).

Voy a responder punto por punto, empezando por el primero.

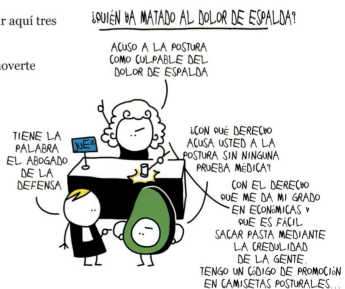

EL SEDENTARISMO
El verdadero problema

Si eres una persona sedentaria, tus tejidos quizás estén poco acostumbrados a aguantar las presiones y estarán debilitados. Sin embargo, los que estabilizan la posición trabajan demasiado, por lo que no van a tardar en enviar un mensaje de dolor.

Aquí tenemos un típico **mal reparto de las presiones musculares**.

Un poco como si en un equipo de perros de trineo, únicamente dos corriesen y los otros dos mirasen el paisaje.

Los que curran se agotan, los que se arrastran ya no saben correr.

¿Significa esto que hay que trabajar menos? ¡Por supuesto que no! Trabajar menos querría decir colaborar con este círculo vicioso, por lo que estaríamos cada vez menos activos.

Solo se trata de moverse y reforzar con regularidad los músculos en el nivel correcto. Esto es lo que vamos a ver.

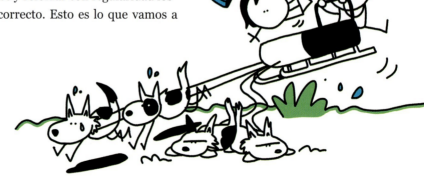

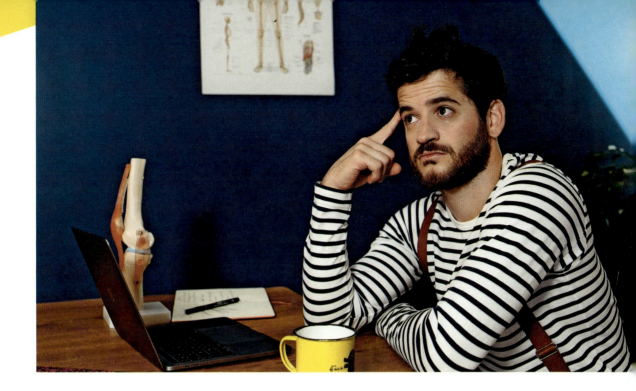

1 El paradigma en «U»

Este esquema extremadamente sencillo de comprender explica muchas cosas.

En horizontal, el nivel de intensidad de tu actividad; en vertical, el riesgo de lesión.

Así que podemos ver lo siguiente:

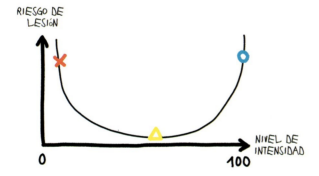

△ El riesgo de lesión está más bajo con una intensidad moderada.
✗ nivel 0 de intensidad implica un riesgo muy alto de lesión.
○ nivel 100 de intensidad implica un riesgo muy alto de lesión.
¡Pero no por los mismos motivos!

Veamos varios ejemplos para ilustrar los tres puntos del esquema:

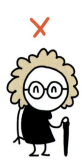 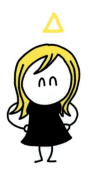 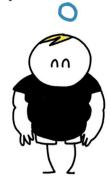

En el caso de la abuelita, su intensidad es de 0, así que tiene un riesgo de lesión muy elevado.

La abuelita no hace deporte, le cuesta salir de la cama y asearse. No sale de casa.
Se arriesga a desarrollar patologías cardiovasculares, neurológicas o pulmonares. También puede desarrollar una depresión.

En el caso de Myriam, su intensidad es del 50 %, así que el riesgo de lesión es débil.

Myriam practica deporte 3 veces a la semana, duerme 8 horas por noche y come bien. Claro, siempre puede tener mala suerte, pero Myriam tiene todas las posibilidades por su lado de estar estupendamente.

En cuanto a Julián, su intensidad es del 100 %, así que el riesgo de lesión es muy elevado.

Julián es jugador de rugby profesional. Entrena 40 horas a la semana. Tiene un volumen muy alto de contactos violentos. Su recuperación es demasiado corta respecto a la intensidad de los partidos y entrenamientos. Su riesgo de conmoción es importante y el de sufrir esguinces, fracturas y luxaciones lo es aún más.

▶ **¿Qué hay que retener?**

La intensidad del entrenamiento (o sea, la cantidad) influye en el riesgo de lesión.

Las lesiones no son las mismas: en caso de insuficiente intensidad, como en la abuelita, nos arriesgamos a que el cuerpo se debilite por un fenómeno de baja presión, llamado desadaptación (intenta estar tumbado tres meses y verás...); con demasiada intensidad, como en el caso de Julián, el cuerpo está sobresolicitado: sobrepresionado, no tiene suficiente tiempo para adaptarse.

Este paradigma es muy rico en enseñanzas porque resulta a la vez simple, complejo y completo. Y lo que más me gusta, es que incluso podemos hacer «zoom» sobre él.

¡Examen sorpresa!

Aquí tienes 6 casos clínicos, intenta unir a cada persona con su curva.

KARIM
DEJÓ EL DEPORTE HACE 8 AÑOS A CAUSA DEL CURRO. AHORA SE HA APUNTADO A CROSSFIT 5 VECES POR SEMANA.

A •   • 1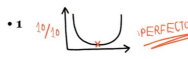

PATRICIA
ES PROFE DE YOGA.
DA CLASES 6 HORAS AL DÍA.

B •   • 2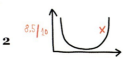

MORGANA
ES CAMARERA DE DÍA, CANGURO DE NOCHE Y RECIBE CLASES A DISTANCIA DE ALFARERÍA. PRACTICA DOS HORAS DE BOXEO LOS SÁBADOS.

C •   • 3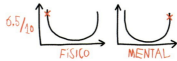

HENRY
JUGÓ AL FÚTBOL DURANTE 20 AÑOS. LLEVA 4 AÑOS SIN HACER NADA. JUEGA AL FÚTBOL POR LOS VIEJOS TIEMPOS UNA VEZ AL MES.

D •   • 4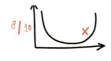

MARÍA
CORRE 5 VECES A LA SEMANA. DUERME 8 HORAS POR NOCHE Y PLANIFICA SUS SALIDAS EN FUNCIÓN DE SU PROGRAMA DE ENTRENAMIENTOS PARA SUS CARRERAS IMPORTANTES.

E •   • 5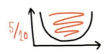

ARIANA
TRABAJA 35 HORAS A LA SEMANA. ESTÁ CRIANDO SOLA A DOS HIJOS. NO PRACTICA NINGÚN DEPORTE.

F •   • 6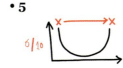

Respuestas: A>6; B>2; C>4; D>5; E>1; F>3

2. Todo depende del contexto

También puedes quitarle el zoom y considerar en esta ocasión la curva en las horas, los días, o incluso las semanas. Así podrás comprender que algunos días, si estás bajo mínimos (trabajo en casa, carga mental ++, problemas de sueño, de pareja o en el trabajo), el riesgo de lesión aumenta. También adivinarás que si más bien estás tolerando bien este tipo de diferencias en una hora o un día, se vuelve mucho más complicado en un año…

Así que, en diferentes escalas, la intensidad dependerá de numerosos criterios:

— El número de horas de actividad.
— La dureza de dicha actividad.
— La repetición de movimientos dentro de la actividad.
— La calidad del sueño.
— Tu estado mental.
— Tu nutrición.
— Tu carga mental.
— La manera en la que percibes lo que estás practicando (¿esto es bueno o malo para mí?).
— Las relaciones sociales.
— Tus antecedentes médicos y deportivos.
— Tu proyección.
— Tu progresión o regresión.
— Tus hijos/as, tu pareja.
— Tu familia y familia política.
— Lo que has visto en las redes.
— Tu cansancio.
— ¡En fin, la vida!

Así que es importante comprender que cuando estás entrenando, llevas contigo todo un bagaje de emociones, de sensaciones, de pensamientos positivos y negativos, que van a tener un impacto directo en tu rendimiento, tu capacidad de recuperación, tu progreso, tus sensaciones, tu placer a corto, medio y largo plazo, e incluso en tu capacidad para perder peso.

Zoom sobre LA TENDINITIS DE RODILLA

Un buen número de tendinitis se explican por un mal reparto de las presiones.
Y es que la rodilla es una articulación intermedia. Si la cadera no está lo suficientemente estable y activa, o si el tobillo está demasiado débil o demasiado rígido, todas las presiones irán a la rodilla. Así cada articulación tendrá su propio paradigma.

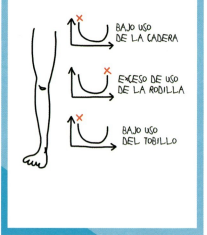

3 El *body scan*

A nivel personal, hago un chequeo de mi estado de forma física y mental cada mañana y cada noche. Es decir, que me tomo cinco minutos para realizar un *body scan* y un *mind scan* (escáneres del cuerpo y de la mente) que uno, a veces, con la meditación.

Me escucho a mí mismo sin complacencia ni alarmismo, me observo con una mirada fáctica, pero siempre benevolente. Y en función de cómo me siento, adapto el esfuerzo que pongo en mi día (o en el día que está por venir), ya sea en mi vida profesional como en mi vida deportiva.

Si me siento bien, voy a poder dar mucho. Pero si me siento débil, paso al modo ahorro de energía, y aviso a la gente a mi alrededor: «lo siento pero hoy no me encuentro muy en forma».

El hecho de decirlo es bueno para mí pero también para los de mi alrededor: así entienden que si tengo mala cara, no tiene nada que ver con ellos.

Dos cosas importantes:

— Tómate tiempo para ti cuando no te encuentres bien. Personalmente considero que mi familia, que es mi prioridad, no tiene por qué sufrir mis cambios de humor; cuando no me siento bien, hablamos del tema, pero me lo guardo más para mí. Y es que en mi casa tenemos una regla simple, válida para todos los miembros de la familia: todos tenemos derecho a momentos para uno mismo. Estar solo no quiere decir no desear la compañía de los otros, quiere decir únicamente tener ganas de estar consigo mismo. Es bueno y es normal querer estar con uno mismo. Al contrario, si no nos arriesgamos a hacer pagar a los demás el hecho de ni estar bien. De ahí el interés del *autoscan* matutino antes de entrar en contacto con los demás.

— Elige a las personas a quienes les dirás que no estás bien. Podrían hacerte reproches o incluso hacértelo pagar. Háblalo, por lo tanto, con quienes te inspiran confianza (y si han demostrado ser dignas de esa confianza, aún mejor). Vale, ¿y qué hacemos para evitar a las personas nocivas y tóxicas? Si no tienes elección, y si has de colaborar con alguien tóxico, sé firme, ve a los hechos. No te metas en la emoción ni en su juego.

Estos dos estados de ánimo me permiten estar a la escucha de mi cuerpo, de mi mente, de compartir con la gente cercana y de protegerme de aquellos que podrían desearme el mal.

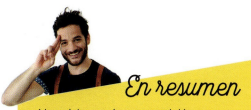

En resumen

- No existe una buena posición.
- O más bien sí: ¡la buena posición es moverse!
- Moverse con regularidad permite un mejor reparto de las presiones.
- Estate siempre a la escucha de tu cuerpo y de tus exigencias cotidianas, para adaptar tu energía y tus esfuerzos.

EL MOVIMIENTO
La posición buena es moverse

¿Te mueves todo el día? Puedes o calmar el juego y disminuir el dolor —*grosso modo*, evitas el problema—, o al contrario, decidir fortalecer más y más para que estés cómodo en tu trabajo. El punto 2 lo abordaremos en el capítulo 5 (suspense). Mientras tanto, he aquí algunos movimientos fáciles de llevar a cabo (¡ya era hora!).

4 ejercicios para hacer al despertar

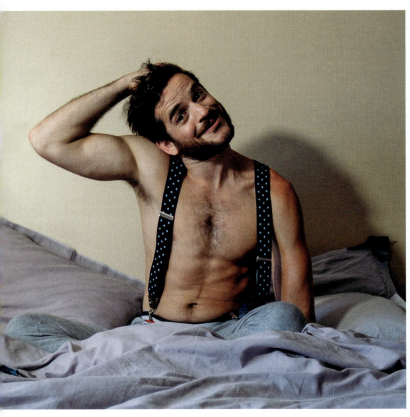

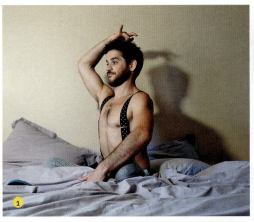

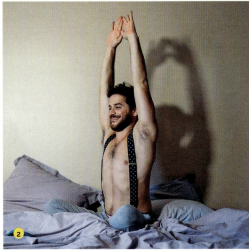

1 Relajación del trapecio: Sentado en la cama, coloca la mano izquierda bajo la nalga izquierda y la mano derecha detrás de la cabeza a la izquierda, inclinada hacia la derecha. Estira el trapecio hacia la izquierda, 3 veces durante 30 segundos. Haz lo mismo del otro lado. Como te acabas de levantar, ve despacio, deberías tener una sensación de distensión y no de tensión. Y vete a la ducha. Fría. Sí, sí.

2 Autocrecimiento: Sentado en la postura del sastre, haz una gran inspiración nasal y espira por la boca, estirando las manos hacia el techo lo más alto posible como para crecer, implicando bien la parte baja de la espalda para estirar toda la columna vertebral.

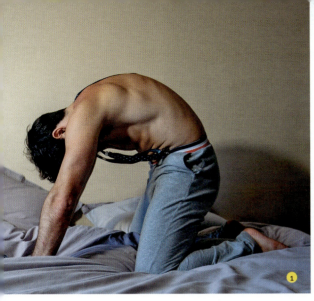
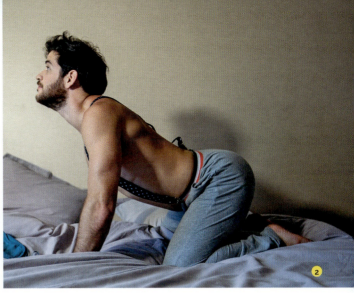

3 Espalda redonda y ahuecada: Colócate a cuatro patas, los brazos extendidos ligeramente por delante de los hombros. Alterna dos redondeos y dos ahuecamientos inspirando al ahuecar y espirando al redondear, como si quisieras aspirar tu propio obligo. 10 veces lentamente.

4 El escorpión ventral: Estírate bocabajo sobre tu barriga, con las palmas de las manos apoyadas. Levanta la pierna derecha como si fuera la cola de un escorpión a punto de atacar, e intenta colocar el pie sobre la cama en el exterior de la rodilla izquierda. Procede igual al otro lado.

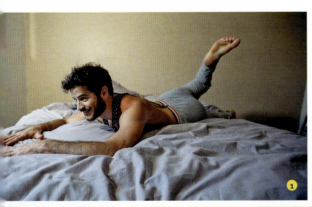
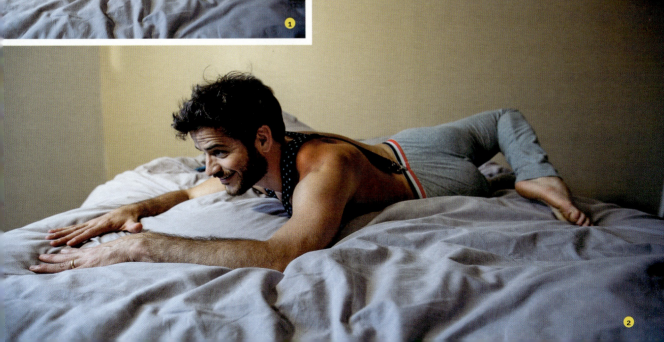

4 ejercicios para hacer antes de acostarte

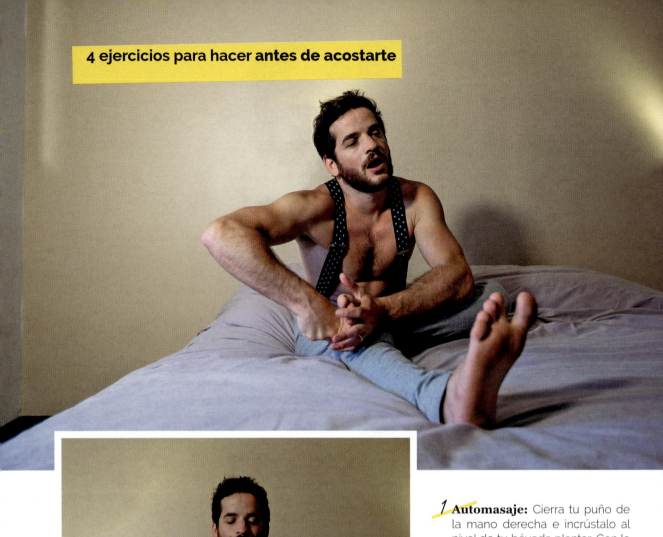

1 **Automasaje:** Cierra tu puño de la mano derecha e incrústalo al nivel de tu bóveda plantar. Con la otra mano, haz como si presionaras una naranja, y esa naranja es tu pie. Disfruta.

2 **Coherencia cardíaca:** Se trata de una práctica de control del estrés y de las emociones, permite enseñarnos a regular nuestro estado interno. Haz 6 grandes respiraciones por minuto, durante 5 minutos, simplemente. ¡Si cierras los ojos es aún mejor!

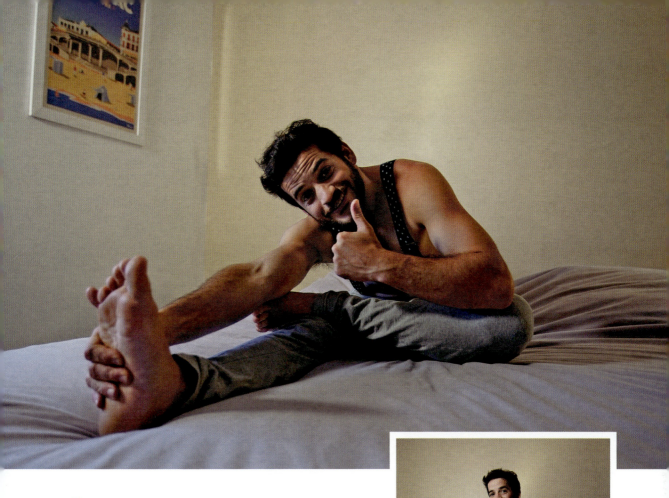

3 Estirar los isquios: Estira la pierna derecha. Si puedes, coloca tu pie izquierdo sobre tu rodilla derecha, de modo que extiendas la entrepierna, e intenta llegar hasta el pie en función de tu flexibilidad. Puede ser con la rodilla algo flexionada y bajando las manos hasta la rodilla. El objetivo aquí es no hacerse daño. Repetir tres veces, 30 segundos de cada lado.

4 Almohada en extensión: Antes de acostarte, dobla tu almohada en dos, colócala al nivel de tus omoplatos y estírate. La almohada colocada así va a servir para realizar un contraapoyo a nivel de la cifosis dorsal. Perfecto si te has pasado la mañana enroscado. Hazlo durante 5 minutos, puedes aprovechar para suscribirte a mi página de Instagram ;-)

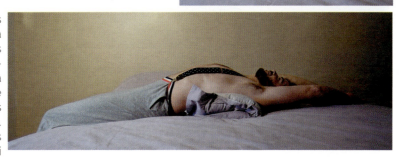

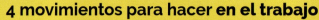

4 movimientos para hacer en el trabajo

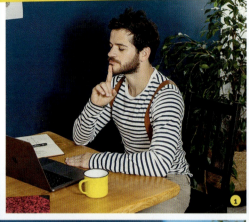

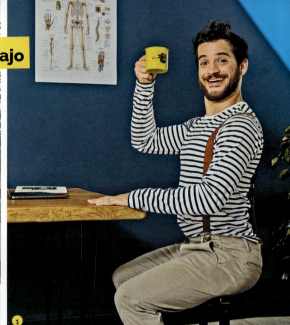

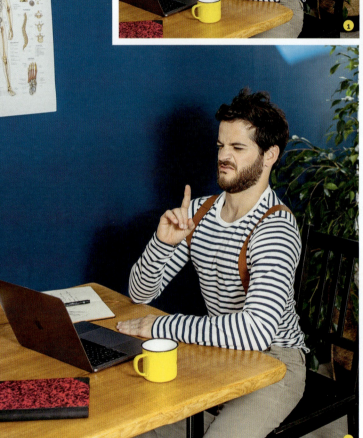

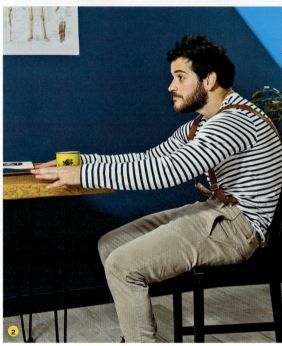

1 **La paloma:** Excelente ejercicio para estar más derecho y eliminar los dolores cervicales. Coloca un dedo delante de tu barbilla en tu posición habitual, y ahora intenta evitar tu dedo retrocediendo la barbilla (no vale avanzando el dedo, eso no serviría para nada), un poco como si te estuvieran ofreciendo una tarta de cerumen. Mantén la posición 7 segundos, descansa otros 5 segundos, y repite 10 veces.

2 **Ante-retroversión:** Desde una posición sentado, puedes hacer este ejercicio cuando quier para disminuir el dolor en la parte baja de la e palda. Se trata de mover la pelvis. Para la ant versión, saca las nalgas en plan Kim Kardashi arqueando la parte baja de la espalda. Para retroversión, puedes empujar tus lumbares co tra tu silla y eleva el pubis hacia el techo com si quisieras permíteme la expresión mear hacia techo. Hazlo tantas veces como quieras.

3 Estiramiento piriforme sobre la silla: Perfecto para los dolores de glúteos (lumbo-ciática), siéntate en medio sastre, e inclínate hacia delante con la espalda derecha para tensionar el músculo piriforme (el músculo del glúteo alrededor del nervio ciático). Molesta un poco, sí, lo sé. Hay que hacerlo 3 veces durante 30 segundos en cada lado. Cuidado, el dolor tiene que difuminarse, si no consúltalo.

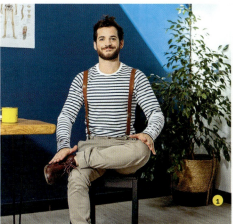
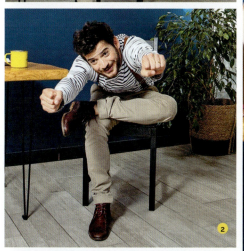
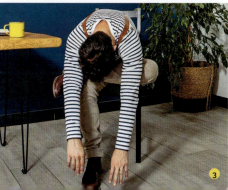

4 Extensión torácica: Excelente para los dolores torácicos, coloca ambos codos sobre la mesa y mira hacia el techo levantando los codos y apoyándote sobre el respaldo de tu silla con la parte superior de tu espalda (idealmente solo los omoplatos). Repetir 10 veces.

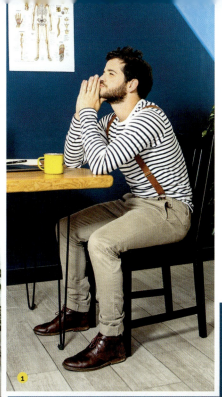
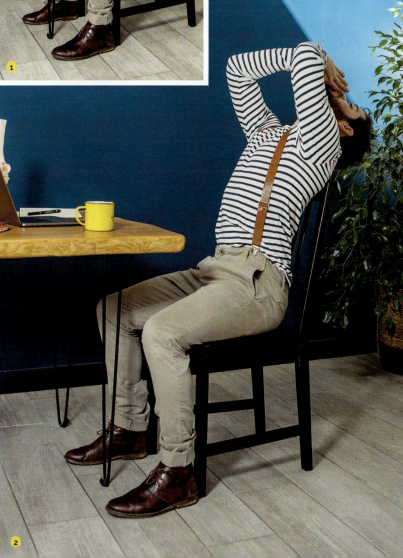

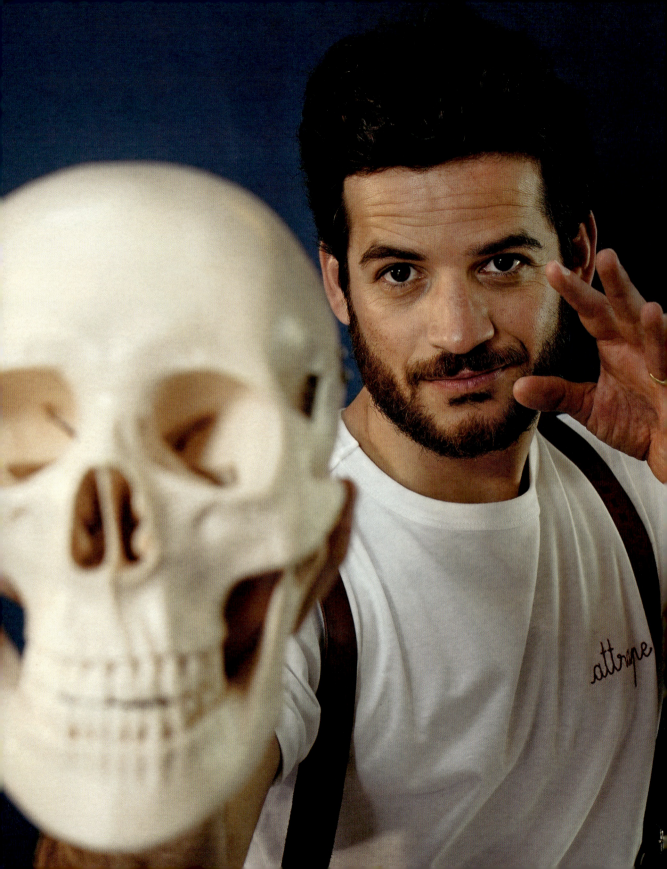

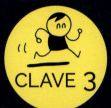

CLAVE 3

EL DOLOR TAMBIÉN ESTÁ EN LA CABEZA

El cerebro, el invitado sorpresa que cambia el juego

¡Aaaaah, mi capítulo preferido! Voy a explicarte cosas complicadas sobre el cerebro de un modo tan sencillo que le va a dar significado a todo lo que piensas saber sobre el cuerpo humano. ¡Va a ser apasionante, te lo prometo! Y si no lo es, iré personalmente a pedirte perdón y a masajearte los pies durante 8 horas*.

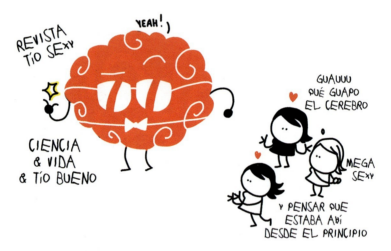

¿Pero qué es el dolor?

El dolor es una información. Como el calor, el gusto, la vista o el olfato. De niños, aprendemos a ponerle nombre a lo que vemos, a lo que saboreamos. A cubrirse cuando hace frío y a desvestirse cuando hace calor. De este modo las palabras describen nuestras sensaciones. Pero entonces, ¿por qué nunca hemos aprendido a ponerle nombre a nuestros males?

Lo que deseo hacer aquí: enseñarte la diferencia entre el dolor y el DOLOR, al igual que aprendemos la diferencia entre lo dulce y lo salado. Y verás cómo en seguida nos quedaremos cortos de vocabulario, ya que no existe un calificativo para el dolor, solo se mide cuantitativamente: «¿cuánto te duele, un poco o mucho?». Y es una lástima, ya que un dolor inflamatorio no es el mismo que un dolor nervioso o que el provocado por un esguince o una tendinitis.

*(En realidad, esto me haría liarla un poco en casa, pero ya me entiendes, que este capítulo es guay.)

El profesional sanitario se convierte entonces en el traductor de tu dolor: le das tus palabras, las traduce en males.

QUIZ

CUANDO CONSULTAS CON TU MÉDICO, LO QUE QUIERES ES:
- ☐ UNA EXPLICACIÓN A TUS SÍNTOMAS
- ☐ UN MEDICAMENTO
- ☐ UN BESITO MÁGICO
- ☐ UNA CITA CON UN ESPECIALISTA
- ☐ UNA OPINIÓN PARA OTROS CHEQUEOS

¿Sabes cuál es el motivo número 1 de consulta?

Es la voluntad de saber. Esta viene ANTES de la necesidad de curarse. En efecto, si preguntamos a cien personas por qué van a la consulta, en un 60 % de los casos, el motivo número uno es saber qué es lo que está pasando, ¡curarse aparece en segunda posición! Qué locura, ¿verdad? ¿Pero por qué sucede esto? Estoy seguro de que sabes por qué, pero no te atreves a decirlo. Y es porque socialmente es difícil de admitir. Le hace daño al ego. Y es que la respuesta es el miedo… Miedo a que el dolor sea el síntoma de alguna cosa grave.

A saber
CIFRAS SOBRE EL DOLOR

En personas que NO TIENEN dolor de espalda, aquí tienes las probabilidades de encontrar discopatías degenerativas en una resonancia:

con 20 años: 37%
con 30 años: 52 %
con 40 años: 68 %
con 50 años: 80 %
con 60 años: 88 %
con 70 años: 93 %
con 80 años: 96 %

(*Fuente : Brinjikji W, et al AJNR Am J Neuroradial 2015 Abril; 36(4): 811-816)

La degeneración de la espalda es NORMAL. Y no explica por sí misma el dolor. Así que si te duele la espalda y te descubren una degeneración de disco, pues bien, eso no quiere decir que sentirás dolor toda tu vida. Adapta tus movimientos durante un tiempo, y claro, pide opinión médica, pero en líneas generales el movimiento irá disminuyendo tu dolor, mientras que el reposo prolongado aumentará la sensibilidad de tu cerebro al dolor. El reposo y el miedo son las fuentes mayores de dolor crónico y de miedo al movimiento.

Así que voy a ser franco contigo: en 10 años de práctica, he visto cosas graves. ¿Pero sabes qué? Las cosas graves son RARAS. Y las cosas graves pocas veces producen dolores articulares.

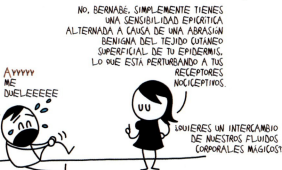

PUES SÍ, EL DOLOR ESTÁ EN TU CABEZA

Pero no estás loco

En nuestro cerebro, el dolor y el miedo están íntimamente ligados. No olvides que el objetivo del cerebro es conseguir siempre que el humano sobreviva. Así que en su cabeza, el cálculo se hace rápidamente:

Dolor = peligro = miedo.

A este fenómeno hay que añadirle reacciones neurofisiológicas: es el estrés.

El estrés existe, no se trata de algo turbio que únicamente está en tu cabeza y que carga con toda la miseria del mundo. El estrés realmente modifica nuestros comportamientos. Y esto es lo que pasa en nuestro cerebro.

1 El cerebro, ese pringado influenciable

Imagina que estás en una comida con amigos. El amigo de tu derecha te cuenta sus vacaciones en Inglaterra, un poco aburridas la verdad, su avería por falta de gasolina... Empiezas a bostezar.

▶ Traducción por tu cerebro: contenido banal, poco pertinente
=> **nivel de atención débil.**

De repente, el amigo de la izquierda empieza a hablar de los atentados, y por si fuera poco, de la amenaza cerca de donde vives. Lógicamente, tu atención se inclinará hacia esa conversación.

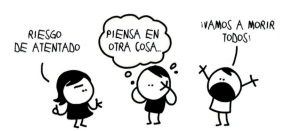

▶ Tu ritmo cardíaco se acelera, empiezas a sudar un poco, tu atención está más alerta.

=> **Tu cerebro ha pasado al modo supervivencia.**

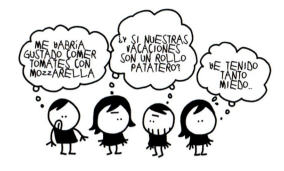

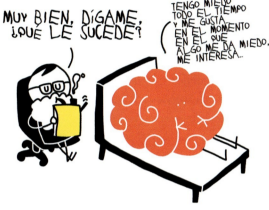

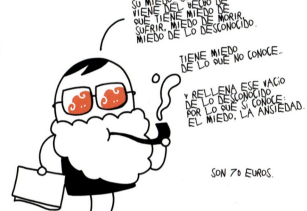

▶ **Y sin embargo…**

Sin embargo, nada de todo esto es real. Jamás has puesto un pie en Inglaterra ni has visto a ningún terrorista bajo tu casa. Tu cerebro se ha contado a sí mismo una historia. Y esto funciona así en tu cabeza las 24 horas del día.

Las fuentes de estrés, de miedo, de dolor, son permanentes en nuestras vidas.

De hecho, eso es algo que los periodistas entienden muy bien. Y es por este motivo por lo que la prensa elige tantísimos títulos catastrofistas y los Youtubers los temas que incitan al clic. Nuestro cerebro se ve automáticamente atraído por lo que percibe como potencialmente peligroso, chocante, sexual o tierno. La atracción sexual se explica por nuestra necesidad de reproducción, nuestra ternura por nuestra necesidad de cuidar de todos los recién nacidos para así perpetuar la especie.

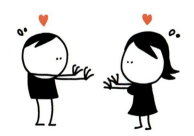
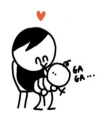

De cara al dolor, particularmente al dolor desconocido, incomprendido, el cerebro envía por lo tanto un mensaje de miedo, de peligro. Y a la mínima cosa dolorosa, a la mínima amenaza (una rueda que chirría en la calle, un gran ruido sordo o un grito inesperado), tu corazón se embala. Esto se llama trauma. Y de cara al dolor, cada día experimentas centenares de microtraumas somatoemocionales.

Tomemos el dolor de espalda, por ejemplo, que es un dolor extremadamente frecuente puesto que es experimentado por un 80 % de la gente, que tienen, han tenido, o tendrán, dolor de espalda en su vida. Cuando llevas a tus hijos, haces deporte o simplemente estás sentado, se despierta un dolor, y tu cerebro lo analiza inmediatamente, como un peligro.

Y aunque una parte de ti se diga «*bah, esto no es nada, Puri, es solo tensión muscular*», otra parte se dirá «*Puri, eso es cáncer: ya no podrás cargar más a los críos. Te dije que no los llevaras, Puri. Acuérdate de una vez cuando estabas en 3º de primaria, de aquel tipo que se murió porque tenía dolor de espalda*», etc.

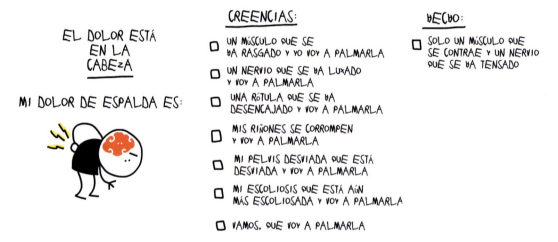

Y es que para tu cerebro, los hechos tienen tanta importancia como las creencias...

En cierto modo, tu cerebro tiene la necesidad de comprender el mundo que le rodea, y prefiere creer que el dolor que siente es grave a aceptar no saber demasiado de qué se trata, por no decir que es algo benigno. Es lo que llamamos el **catastrofismo**. Las consecuencias a nivel cerebral son muy reales y podemos observar, especialmente en las personas que sufren dolor crónico, una **exasperación** del dolor. Es decir, que cuanto más se vea sometido al dolor el cuerpo, el cerebro lo analizará en tanto que amenaza, y más el dolor será percibido como importante, a veces de manera completamente desproporcionada con respecto a la lesión inicial. Por ejemplo, la lumbalgia es solo un calambre muscular. Sin embargo, ya he visto a gente terminar con depresión y de baja laboral.

▶ **¡Bienvenido a Matrix!**

Y volvemos a la consulta número 1: queremos saber qué tenemos, queremos calmar nuestro miedo. Y esto explica la situación siguiente: 1/3 de los medicamentos que son prescritos y que se compran... no se consumen.

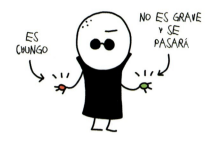

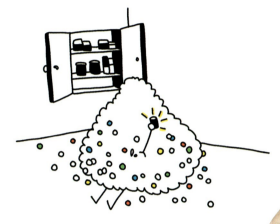

En todas las casas podemos encontrar un armarito de tipo botiquín repleto de medicinas de las cuales no sabemos ya muy bien ni para qué sirven, pero que guardamos por si acaso.

2 El dolor, una señal de alarma

Una vez que sabemos que nuestro cerebro lleva la voz cantante en todo esto, ¿tenemos entonces que acallarlo cuando dice que siente dolor?

Sí y no.

Sí, porque hay que ser conscientes de que esa señal de alarma puede descarrilarse, que puede ser hipersensible, que esta hipersensibilidad existe, que no está únicamente «en tu cabeza», que no eres un tocahuevos que se queja por cualquier cosa. Hay que saber que, por todos estos motivos, el dolor puede existir, y es tranquilizador.

No, porque el dolor es una señal de alarma que hay que tener en cuenta.

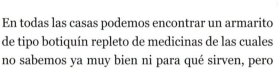

En resumen

- 100 % del dolor viene del cerebro.
- El dolor es una información, un mensaje que sube al cerebro.
- El cerebro lo analiza y decide o no expresar el dolor.
- Si analiza un peligro, lo expresa, ya que busca protegerte: el dolor es útil.
- Pero a veces el sistema de análisis del mensaje puede funcionar mal: un mensaje doloroso puede transformarse en un calvario o al revés.
- El dolor, por lo tanto, está en tu cabeza, y algunos factores pueden aumentar la intensidad del mensaje (el cansancio, el miedo, la incomprensión, las creencias, etc.), o al contrario, otros factores disminuyen el dolor (ser optimista, sentirse parte activa de la curación, comprender, meditar, moverse, reírse y dormir bien).

ENFERMEDAD CRÓNICA:
cuando el recorrido de la curación parece el recorrido de un combatiente

Tomás es médico. Esta mañana está otra vez hecho polvo porque su hijo de dos años sigue sin dormir toda la noche. Tres pacientes están esperando ya delante de la puerta de su consulta.

Las consultas se encadenan todo el día: gripe, dolor de espalda, el resultado de una analítica de sangre. Tomás no se cansa de los cuidados, aunque el peso de la parte administrativa le agota. Para cada paciente, son al menos cinco minutos de burocracia por detrás.

A las 16 h, la puerta se abre por trigésima vez en lo que va de día. Es Natalia.

Tiene 35 años, 2 hijos, un marido majete y todo va bien. En fin, eso sobre el papel, ya que en realidad le duele todo. Un poco todo el rato, no de un modo preciso, o a veces sí, de manera demasiado precisa, en sitios que normalmente no duelen. Los exámenes no han revelado nada en particular, las radiografías tampoco. Las medicinas no funcionan, o los efectos secundarios son demasiado pesados. Tomás la ha mandado al reumatólogo, al cardiólogo, al neurólogo, pero nada.

Está cansado de no comprender, no se atreve a decir que no sabe qué tiene, por miedo a hacerle perder la esperanza. Así que intenta encontrar soluciones sin creer realmente. Espera de todo corazón que alguien dará con la tecla. Le gustaría explicarle que el nexo entre el dolor y la ausencia de diagnóstico, pero no tiene tiempo, hay más gente esperando. Sabe hasta qué punto el estrés puede aumentar los síntomas. Sabe cómo el estrés actúa en el cerebro para aumentar la percepción del dolor. Lo sabe tan bien que piensa que Natalia lo sabe. Así que no se toma el tiempo para explicárselo y le aconseja «haga un poco de reposo, irá mejor».

Franck, el marido de Natalia, ha vuelto a casa más temprano para ocuparse de los niños, y está un poco mosca porque normalmente los martes por la tarde juega al fútbol con los amigos. ¡Ya que curra toda la semana para traer el pan a casa, al menos se merece una tarde para él!

En fin, esta cita médica no servirá para nada, siempre es lo mismo: «ellos» no encuentran qué pasa. Ve perfectamente cómo Natalia está sufriendo. Hoy ya no es capaz ni de caminar mucho rato, sin tener que sentarse a los 20 minutos. Ya no puede cargar con la compra, siempre tiene dolor en alguna parte; y lo más fastidioso no es que se queje ni que haga menos cosas que antes, es ver cómo no puede hacer nada por ella. Le gustaría poderla aliviar, pero francamente, no sabe cómo...

Natalia aprieta los dientes. Otra vez una visita al médico que no ha servido para nada. Otra vez perdiendo el tiempo. Otra vez uno que se piensa que se lo inventa, que el dolor «está en su cabeza». «¡Que simplemente debería dejar de estresarme! Lo que ELLOS no entienden es que precisamente porque me duele, me estreso. Porque me duele y no consigo dormir bien. Y estoy reventada».

Natalia no se rendirá, pero tiene la impresión de tener que luchar contra todo el mundo, empezando por ella misma. Es agotador el sentir que nadie la escucha, que nadie puede comprenderla. Que nadie tiene realmente ganas de ayudarla, aunque ella se esté dejando los cuernos por los demás. Tiene la impresión de que a todo el mundo le da igual. Así que finge, es pura fachada, pero hay días donde todo resulta demasiado duro. Esos días en los que su cuerpo envejece 40 años en una sola noche, esos días donde no tiene ganas de hacer el amor porque su cuerpo le duele demasiado, esos días en los que cada movimiento pesa una tonelada.

Natalia está hasta las narices de sentir dolor todos los días desde hace cinco años, hasta las narices de esos médicos petados de diplomas incapaces de tener un poco de tacto ya que no tienen respuestas. Hay días en los que Natalia solo quiere que se pare. Que todo se pare. Solo para tener un leve respiro. Ella, más que nadie, se lo merece.

En esta historia **el personaje principal** aún no ha sido mencionado. Se ha quedado agazapado en las sombras, arruinando todo lo que toca sin que jamás se le vea. Y este personaje es la enfermedad de Natalia.

Es su dolor crónico. Ni siquiera hablo aquí de la causa (fibromialgia, espondilitis anquilosante, endometriosis, SOP, Ehler Danlos, lumbalgia crónica, etc.). Hablo del dolor crónico en sí mismo.

El dolor crónico ES una enfermedad.

Y no se ve en las radiografías, en las resonancias, en las analíticas. A veces pueden pasar años antes de que se dé el diagnóstico de enfermedad crónica. Plazos alargados para las citas con los especialistas, dificultades en las pruebas, falsos negativos, falsos positivos, retrasos en el diagnóstico, incomprensión, desconocimiento de la enfermedad, contraindicaciones médicas, y durante todo este tiempo, la única respuesta que escucharás es :

«no sabemos»

«seguimos buscando»

«no entiendo nada»

«nunca he visto algo así»

«no tendría que sentir nada»

«¿está seguro de lo que dice?»

Todas estas frases asesinas que dejan huella y un regusto muy amargo en el fondo de la garganta. Esa sensación desagradable de que no te creen, y de estar ocupando el sitio de los enfermos «de verdad».

Si tienes una enfermedad o dolor crónico, intenta quedarte con estas cinco cosas:

1) El dolor existe SIEMPRE.

2) El dolor crónico es una enfermedad del sistema responsable del dolor. Como una alarma que se ha vuelto demasiado sensible.

3) Una ausencia de diagnóstico es un diagnóstico. Así que no tener un diagnóstico al menos quiere decir que tu vida tiene grandes probabilidades de ser preservada. Vamos, que es raro no darse cuenta de un cáncer, por ejemplo.

4) La gente a tu alrededor no puede vivir tu dolor con la misma intensidad que tú. No están en tu cabeza ni en tu cuerpo. No podemos esperar de ellos que lo entiendan completamente.

5) El estrés es un factor agravante del dolor en las enfermedades crónicas. El cuerpo y la mente son indisociables, así que es normal que los médicos te pregunten si tienes estrés, es una observación sin juicio de valor (¡aunque a veces parezca lo contrario!).

CÓMO DISMINUIR EL DOLOR
Cambiar la percepción

¿Podemos decidir sentir dolor o no? Casi. Al menos, podemos actuar en la incidencia que el dolor tiene en nuestra vida. Sé que es difícil de creer, sobre todo para quienes viven un infierno. Sin embargo, hay una frase que me gusta mucho que dice «si no puedes cambiar algo, entonces cambia tu mirada sobre ese algo». Esto se llama resiliencia.

Ya estoy escuchando el argumento de «sí, claro, qué fácil es para ti decirlo, ¡no estás viviendo lo que yo vivo!» Y a esto siempre respondo: «¿y por qué hablas de mí?».

La primera persona con quien tendrías que ser benevolente es contigo mismo. Por desgracia –o por fortuna–, nadie se despierta dentro de tu cuerpo por la mañana. Nadie. Así que te toca a ti y a ti solo el intentar cambiar las cosas. Intentar cambiar lo que tu propio cerebro te dice que hay que hacer.

1 Sé constante y paciente

Cambiar tus costumbres, tu mirada, puede parecer muy difícil, y sin embargo, paso a paso, numerosas técnicas físicas, emocionales, mentales y sociales lo han demostrado. Basta generalmente con aceptar dos cosas: ser constante y ser paciente. ¡Porque las soluciones milagrosas no existen!

Una pequeña anécdota. Hace algunos días, una paciente de 22 años vino a verme, muy simpática, que huele siempre a limpio. Todo su cuerpo la hace sufrir desde hace meses, sobre todo la pelvis. El diagnóstico de fibromialgia (patología de dolor crónico) está en curso. Esperando al diagnóstico, le propongo fortalecer suavemente sus nalgas para poder estabilizar la pelvis, que es quien le crea el dolor. La veo cada dos semanas y le mando unos ejercicios para hacer en casa.

Tres meses después, sigue sin obtener ningún resultado. Le pregunto si está haciendo

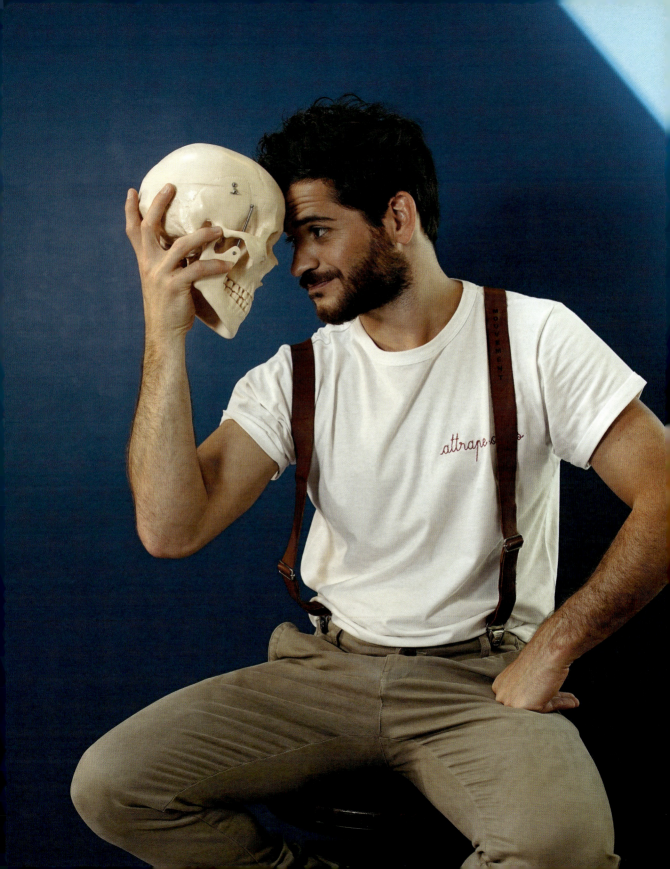

los ejercicios fuera de nuestras sesiones. **Me dice que no, que no tiene tiempo, que está demasiado cansada por la noche**.

Una excusa oída miles de veces, y que puedo comprender. Aunque seamos deportistas no siempre tenemos ganas de entrenar. Y sin embargo, los ejercicios más simples, si se realizan con regularidad, aportan un máximo de beneficios. Con frecuencia, me encuentro con gente que esperan soluciones milagrosas y en esa espera no hacen nada. Nada más que esperar. Esperar y tener esperanza.

▶ **La esperanza está bien, es necesaria, pero en cierto momento, hace falta acción, ir hacia una dirección y avanzar.**

También hay que dejar de creer que solo existe una única dirección correcta. Es falso, es verdad que algunas son mejores que otras, pero no eres un árbol, puedes moverte, desplazarte, dar media vuelta, ¡incluso cambiar de opinión! ¿El mejor momento para actuar? Pues ahora mismo.

2. Porque tú lo vales

Sí, ya me conozco esa mirada, la de la persona que no cree. La he visto 100 veces, 1000 veces, 10 000 veces. Fibromialgia, endometriosis, síndrome de Ehlers-Danlos, discapacidad, dolor neurológico, dolor de espalda... Tipos de pruebas en la vida para las que no estamos preparados. Errores de recorrido, errores de diagnóstico, en los que lo único que queda es la impresión de estar solos. Todo esto es lo que veo en tus ojos. Para responder a esto, tengo una sonrisa, una mano sobre el hombro y mis mejores discursos de motivación. Y sobre todo mi mejor escucha.

Pero en el fondo, y lo sabes tan bien como yo, el curro, el de verdad, eres tú quien tiene que hacerlo.

▶ **Hay que empezar por algún lado. Y ese lado, es hoy, es ahora.**

Es aceptar dar un paso, uno solo.

Empezar hoy por 10 minutos de deporte. 10 minutos de meditación. 10 minutos de escritura de gratitud.

Es equivocarse y volver a empezar mañana. Probar con otra cosa. Volverse a equivocar. Volver a intentar. Esa mirada en el espejo, es tu gran combate, el de nadie más. ¿Te has preguntado alguna vez qué es lo que empuja a los grandes campeones a superarse a sí mismos?

NADA. O todo. Al final es lo mismo: parte de nada y acaba en todo. Empieza por nada. Empieza hoy. Porque demasiados «lo haré mañana» acaban con «ya es demasiado tarde».

Tómate 10 minutos para ti. No te prometo ningún milagro, solo tiempo para ti. 10 minutos menos en Instagram...

3 Encuéntrate con tu niño interior

Me gusta la idea de tratar a tu propia persona como trataríamos a un niño a quien le damos amor, disciplina y benevolencia. Háblate como le hablarías a tu yo de 8 años. Ese crío que todos hemos sido. Ese crío que ya en esa edad a veces ha soportado más cosas a sus espaldas de las que debería. Y sin embargo, ese crío está ahí. ¿Qué le dirías a ese crío? ¿Estás muy gordo? ¿Eres muy feo? ¿Muy débil? ¿Muy tonto? Nadie con bondad le diría eso a un niño. ¿Entonces por qué te lo dices a ti mismo? ¿Por qué dejas que los otros te lo digan?

▶ **Ese niño eres tú.**

Y mereces quererte. Mereces tu disciplina, tu benevolencia.

¿No tienes el aspecto que te gustaría? ¿Y qué? No esperes a pesar 10 kg menos para autorizarte a ser feliz. ¿Qué le dirías al niño regordete que juega en el patio del colegio, que está demasiado gordo para divertirse? ¿Que no tiene derecho a jugar con los demás porque es diferente? ¡No! Entonces deja de pensar «en plan adulto».

¿Acaso piensas que la disciplina es una cárcel? Es exactamente al revés.

▶ **La disciplina es la libertad. Incluso es el único medio de construir una vida estable.**

¿Qué le dirás al crío que no hace deporte, que se pelea con sus padres y se mete 8 horas de pantallas al día? «No te preocupes, pequeño, sigue así, todo irá bien». No, ¿verdad? Así que enséñale el camino, explícale una y otra vez. Acompaña al pequeño hacia una vida donde saque la cabeza fuera, donde respete a los demás y donde mire el mundo de otro modo más allá de a través de una pantalla.

▶ **La disciplina es avanzar hacia la buena dirección con la esperanza de que, pasito a pasito, avanzamos.**

¿Entonces qué le dirías al crío que apaliza a los demás en el patio del recreo? ¿Que nunca llegará a nada en la vida? ¿Que es una persona horrible? Para qué, si ya lo sabe. Habla con ese crío sin juzgarle. Pregúntale que de dónde viene su enfado. Y no será fácil, porque la ira acumulada durante años acaba por perderse en sí misma. ¿Dónde está el principio, dónde el final? La ira se nutre y tarda años en ser destruida. A veces explotando. Dentro de un determinado escenario. Mejor un escenario de benevolencia.

Así que ofrécete 10 minutos al día, te los mereces. Te los debes. *Candy Crush* no te hará feliz, meditar, sí.

Instagram no te hará sentirte bien en tu piel, 10 minutos de yoga, sí. Facebook no te volverá más inteligente, leer 10 minutos, sí.

Tómate ese tiempo para construirte. Deja de pasarlo destruyéndote.

EL MOVIMIENTO
Para disminuir el dolor y fortalecer el cuerpo

Ahora que te he animado (¡o eso espero!), aquí hay unos ejercicios supersencillos para disminuir ese maldito dolor. El nexo entre el cuerpo y el cerebro ya está más que probado, y te propongo calmar el cuerpo calmando el cerebro.

3 ejercicios de desensibilización mental

1 **La meditación:** la meditación, que desarrollaremos en el capítulo 6, es una herramienta muy simple que te ayudará a eliminar tus pensamientos negativos y a volver a centrarte en lo que hay mejor en el instante presente.

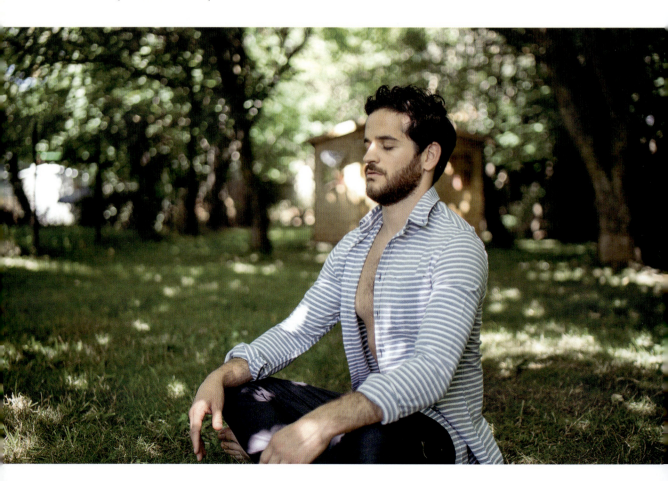

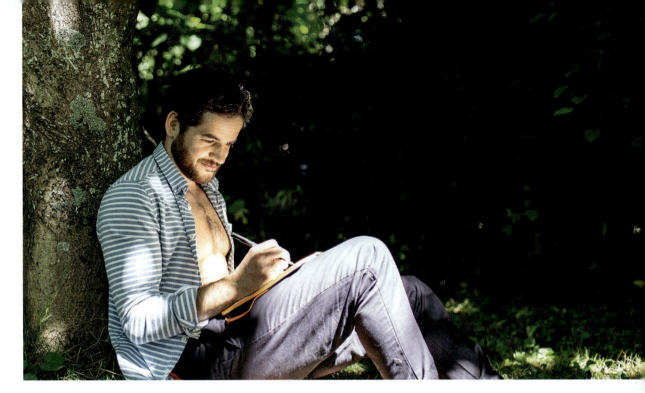

2 La gratitud: tomarse 5 minutos al día para escribir por qué estamos agradecidos nos permite concentrarnos en los puntos positivos de nuestra vida y segregar hormonas del bienestar como la oxitocina (armonía, proyecto a largo plazo, integración social). ¡Por ejemplo, yo estoy agradecido de que no me comieran los mosquitos cuando me hice esta foto!

3 Deporte y actividad de tu elección: hablamos con frecuencia de los beneficios físicos del deporte, pero rara vez de los beneficios sociales. Sin embargo, el ambiente, los amigos, es muchas veces lo que más nos motiva, sobre todo en los momentos difíciles. Así que tómate el tiempo de encontrar un buen grupo de colegas y verás cómo tu sesión de deporte es mucho más agradable, y tendrás muchas más ganas de volver. En la foto, un deporte más social que físico ;-)

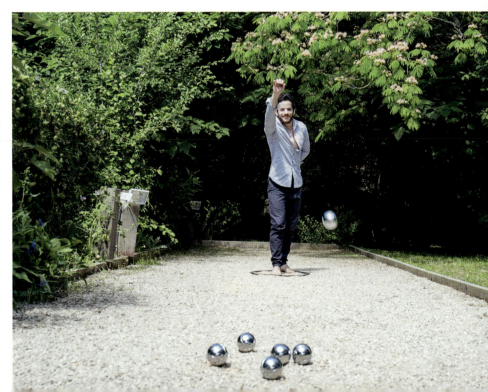

3 estiramientos antiestrés

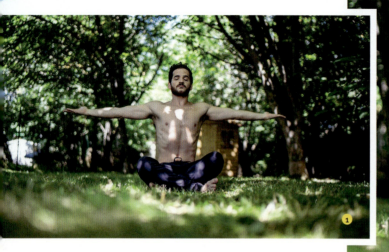

1 **Gran dorsal y diafragma:** sentado en una silla o en la posición del sastre, estírate, la espalda plana, los brazos extendidos y lo más altos posible. Espira profundamente en esta posición (idealmente espira durante 10 segundos y empuja con toda tu extensión).

2 **Torsión sentado (Vakrasana):** siéntate en posición del sastre. Coloca el pie izquierdo al lado contrario de la pierna derecha, en el exterior de la rodilla.

Coloca la mano izquierda plana en el suelo, detrás de ti. Coloca el antebrazo derecho en el exterior de la rodilla derecha, los dedos de la mano dirigidos hacia el techo.

Pivota las caderas, los hombros, y la cabeza y la mirada hacia la izquierda, lejos detrás, buscando crecer, la espalda bien derecha. Inspira y espira 6 veces.

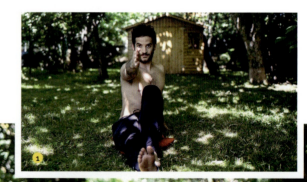

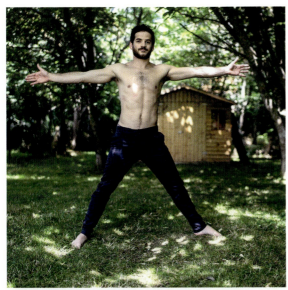

3 El casi triángulo: de pie, con los brazos extendidos a los lados, avanza la pierna izquierda con una zancada hacia delante, vuelve el torso hacia la derecha, sube la mano derecha lo más alto posible hacia el cielo, posiciona tu mano sobre el vientre, inspira y espira profundamente. 6 ciclos respiratorios a la izquierda, 6 ciclos a la derecha.

¿Las manchas rojas? Son picaduras de mosquitos, pero mi absoluto zen interior me hace olvidar las ganas de rascarme.

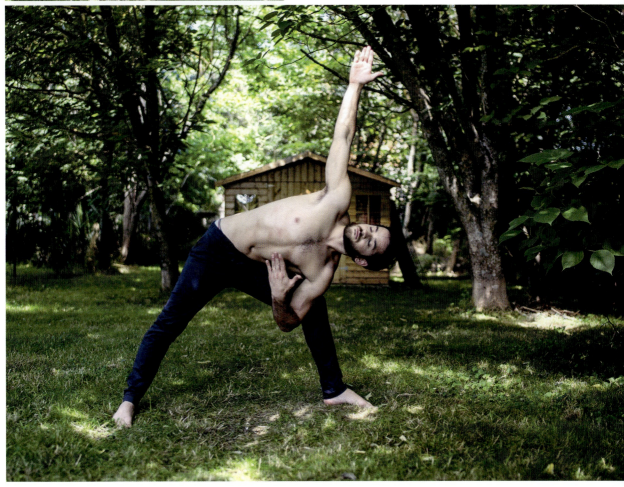

6 movimientos clave para un trabajo físico

Tomemos un ejemplo: Patricia es enfermera, curra 40 horas a la semana —le pagan 28—, se ocupa de sus dos hijos después de haber gestionado a sus pacientes todo el día. ¿Cómo hacer para que no termine a los 50 años hecha polvo de las rótulas? Mi respuesta es: fortalezcamos a Patricia tanto que su día a día se convierta en su zona de confort. Recordemos cómo se adaptan los tejidos, que vimos en el capítulo 1 (ver pág. 17). Pues bien, adaptemos a Patricia. Moverse = más hormonas del bienestar = un mejor metabolismo = menos aumento de peso = más fuerza muscular = un trabajo que será menos cansado.

Coge una pesa pesada, el interés de trabajar la fuerza será descrito en la página 160, y cómo trabajar la fuerza en la página 200. Aquí te muestro sobre todo los movimientos. Comienzo a plantar las semillas que, un día, de darán ganas de levantar un poco de peso, ya verás ;)

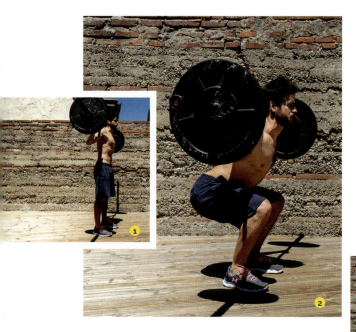

1 **Squat:** empieza de pie, baja como si quisieras sentarte, y vuelve a subir. El truco está en repartir bien el movimiento en las caderas, enviando las nalgas hacia atrás sin caer.

Haz 4 series de 12 a 20 repeticiones.

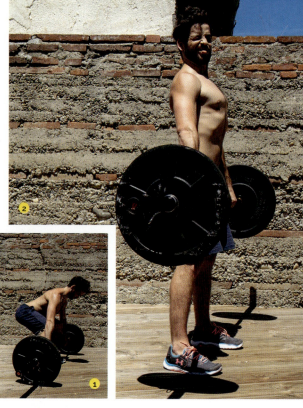

2 **Peso muerto:** el peso empieza desde abajo, y como si arrancaras Excalibur, empuja con tus piernas (apoyado en los talones), tu espalda se vuelve a erguir para terminar recta. Haz 4 series de 6 a 12 repeticiones.

3 **Shrug:** coge una mancuerna pesada en cada mano y levanta los hombros, llevándolos al nivel de las orejas. Haz 4 series de 12 a 20 repeticiones.

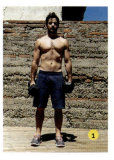
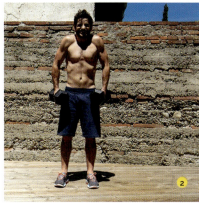
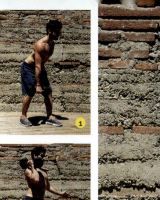
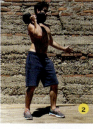
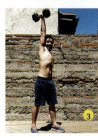
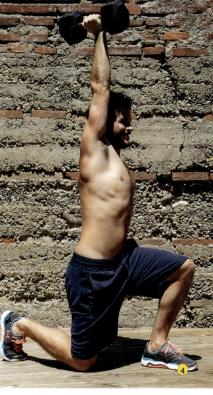

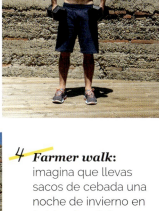

4 **Farmer walk:** imagina que llevas sacos de cebada una noche de invierno en tu Irlanda natal, y ves a lo lejos a tus hijos que te esperan junto al fuego... Vamos, que levantes cosas mientras caminas. Recorre 8 veces 5 metros.

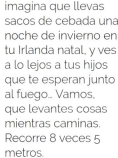

5 **Zancada unilateral:** haces una petición de matrimonio, pero en vez de una alianza, llevas una pesa (es una elección, no es seguro que con eso te diga que sí), en cuanto a la ejecución, intenta respetar la alineación mano-hombro-pelvis-rodilla en vertical. Repite 6 a la izquierda, 6 a la derecha, todo 6 veces.

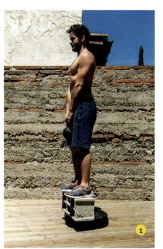
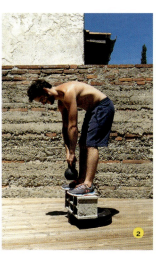
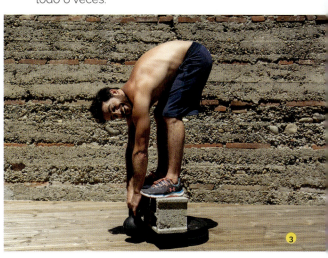

6 **Jefferson curl:** este te aconsejo que lo hagas supervisado por un profesional. Es a la vez un ejercicio de fortalecimiento de la parte baja de la espalda y de desensibilización (disminuye el mensaje doloroso cuando nos inclinamos hacia delante). La idea aquí es redondear al máximo la parte baja de la espalda (sí, sí, con carga). Haz de 6 a 12 repeticiones, todo 4 veces.

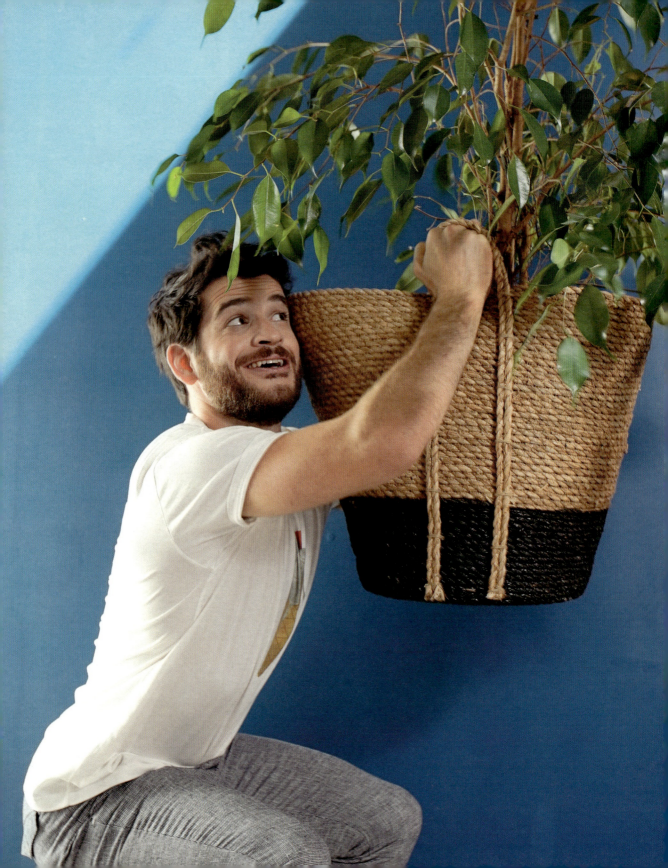

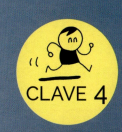

SOLUCIONES PARA NO TENER MÁS DOLOR DE ESPALDA

¡En realidad, es fácil fortalecer la espalda!

No me voy a ir por las ramas: la razón por la que el dolor de espalda se ha convertido en el mal del siglo es porque no la utilizamos lo suficiente y, a causa de esto, se debilita. ¿Y si dejáramos de intentar protegerla? La espalda es fuerte, puede moverse, puede cargar, ¡debe cargar!

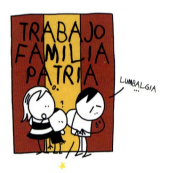

Si no usamos la espalda suficientemente, la volveremos blanda e inepta al mínimo esfuerzo. Y ahora me dirás que las personas que tienen trabajos manuales también experimentan dolor de espalda. Pues efectivamente, pero no tienen dolor de espalda por las mismas razones.

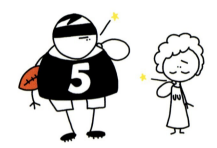

Aquí podemos ver el cuello de una abuelita y el de un jugador de primera línea de rugby.
Ambos se quejan de dolor de cuello. Podemos decir que los dos tienen dolor de espalda. Pero pensar que la abuelita se va a meter en una mêlée tiene el mismo sentido que pensar que tienen lo mismo.

Este es el problema del dolor de espalda: es un gran cajón de sastre, donde cada cual estima que su dolor es «especial».

¿Pero qué es el dolor de espalda?
En realidad, deberíamos hablar de LOS dolores de espalda. Porque el dolor es el resultado de diferentes factores. Lo que sabemos hoy es que es casi imposible dar una explicación precisa del origen del dolor de espalda.

No es como una pierna rota.

Hoy en día sabemos que por ejemplo una hernia de disco, o incluso una artrosis, no tienen por qué producir dolor.

¿Cómo lo sabemos? Porque se han hecho resonancias, radiografías, escáneres, a personas SIN dolor.

¿Y adivinas qué se encontró?

Casi las mismas proporciones de modificaciones de la espalda en personas con dolor y en personas SIN dolor.

Por ejemplo, estadísticamente, con 40 años, tienes entre un 30 y un 45 % de posibilidades de tener artrosis lumbar, sientas dolor o no.

¿Y esto qué quiere decir?

1. Tú no eres un diagnóstico: tú eres tú.

2. El dolor no es definitivo, se corresponde más bien a una acumulación de factores negativos (estrés, malos movimientos, trauma físico o emocional, creencias, pérdida de confianza, miedo, etc.).

3. Globalmente el buen nivel de movimiento es el mejor tratamiento para el dolor de espalda.

No te olvides de la explicación del capítulo 1 (en realidad era tremendamente importante): no existe un movimiento malo o bueno, la cuestión sería más bien saber si las estructuras anatómicas que entran en juego son capaces de asumir la presión.

▶ **Dicho con otras palabras, en vez de querer siempre dosificar o proteger la espalda, es preferible reforzarla, de modo que sea siempre capaz de responder a nuestra vida diaria.**

Saber más

TOP 5 DE LOS DOLORES «ESPECIALES» QUE ESCUCHO EN MI CONSULTA:

- A mí me duele porque mi pelvis se desplaza.
- Yo tengo una pierna más corta que la otra.
- Tengo el psoas demasiado rígido.
- Mi espalda no está recta.
- Es porque tengo una mala postura en el trabajo.

No hace falta decir que ninguna de estas frases tiene valor científico. Sin embargo tienes derecho a creer lo contrario, incluso algunos profesionales sanitarios han podido decir algo así, pero a día de hoy, no existe ningún estudio científico que haya probado que estos fenómenos sean la causa de tu dolor. Así que no existe obligatoriamente un nexo con tus dolores.

FORTALECER TU ESPALDA
Sí, haciéndote las preguntas correctas

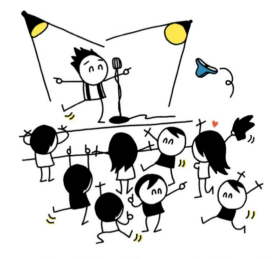

Señoras y señores, atención, el kinesiólogo va a hablar, y tiene pinta de haberse venido arriba.

En este punto sé que no voy a cosechar muchas simpatías, pero qué le vamos a hacer, algunas cosas tienen que ser dichas, y la ventaja de un libro respecto a un vídeo de Instagram es que no tendré a los típicos Manolos-que-han-hecho-tres-veces-musculación-en-su-vida para llevarme la contraria.

Así que estoy listo para combatir estas tres creencias populares:

1. Las planchas no tienen NINGUNA UTILIDAD para fortalecer la espalda.
2. Como vuelva a escuchar a cualquier tipo decirme que él fortalece la espalda en un gimnasio con remo horizontal o vertical, un banco a lumbares y tracciones, me cabreo (para quienes no sepan de qué estoy hablando, no te preocupes, que te lo voy a enseñar).

3. Si crees que es necesario fortalecer la cintura abdominal para fortalecer la espalda (¡hooola, prescripción médica de protección de la columna vertebral con hiperlordosis!), verás qué divertido…

1 Creencia popular 1: las planchas fortalecen la espalda.

Estoy hablando aquí de las planchas estáticas, difundidas ampliamente como el superejercicio 3 en 1: fortalece la espalda, los abdominales y afina la cintura. ¡Hala, todos a hacer planchas 30 segundos sin moverse, y todos los que lo consiguen, es algo estupendo!

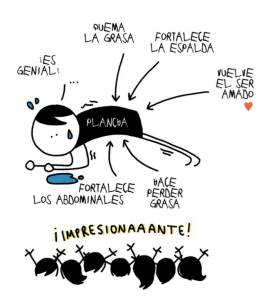

 Buenas, aquí Major Mouvement, siento cortarte el rollo, pero… ¿sabes que lo que estáis haciendo todos en realidad es fortalecer vuestro psoas en cadena cinética cerrada? ¿Eing? ¿Y eso qué es? ¿Y si no lo sabes por qué lo haces?

Respuesta colectiva:
— Por la promesa: tonifica los abdominales, la espalda, afina la cintura y quema la grasa.

▶ **En realidad**, y siento decepcionarte, las planchas agotan al psoas (¡hola, dolor en la parte baja de la espalda!), no tonifica la espalda en absoluto (no hace nada aquí). OK, estoy de acuerdo en que sí afina un poco la cintura. Bueno, no más que cualquier otro ejercicio de cuerpo completo. Pero como la mejor manera de afinar la cintura no es hacer músculo sino perder grasa (excepto en el caso del transverso), no servirá entonces de nada hacer planchas solo para fichar al transverso.

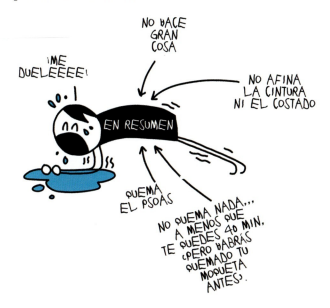

2. Creencia popular número 2: los «cuatro en raya» que fortalecen la espalda.

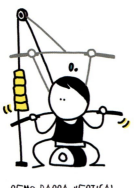
REMO BARRA VERTICAL

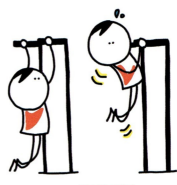
TRACCIONES

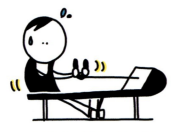
REMO SENTADO HORIZONTAL

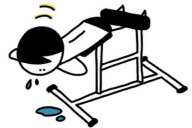
BANCO DE LUMBARES

Holaaaaaaaaaa, aquí Major Mouvement, siento volver a cortar el rollo de nuevo, pero… ¿para qué son estos ejercicios?

Respuesta colectiva:

—Eeeehm… Para fortalecer la espalda.

—Sí, pero… ¿para qué? ¿De qué sirve la espalda en la vida de verdad? ¿Suele ocurrirte que estés sentado y tengas que tirar de algo hacia abajo?

—No.

—¿Y sueles tirar de algo hacia atrás con un contraapoyo sobre la pelvis?

—No.

—¿De lanzarte hacia el techo?

—No.

—¿Te sirve para levantarte?

—Sí.

—¿Y para levantarte con un elemento que inmoviliza completamente tu pelvis?

—Ah, eso no.

—¿Entonces para qué haces estos ejercicios?

—Pues para definir bien la espalda.

▶ Ah, pues si es por eso, la espalda está bien definida, de hecho, incluso demasiado definida. Todos estos movimientos están extraídos del mundo de la musculación, en particular del *body building*, cuyo objetivo es tener los músculos más densos posibles.

Para obtener este resultado, es más eficaz aislar el músculo del resto del cuerpo para trabajar el volumen muscular. Huelga decir que está muy muy lejos de lo que realmente necesitamos en nuestro día a día.

Y aquí es donde está el error. No digo que estos ejercicios no estén bien, sino que responden a una demanda bien precisa: adquirir volumen a nivel de la espalda, y no tener una espalda eficaz en la vida diaria.

Esta pequeña diferencia tiene una consecuencia enorme, sobre todo en las redes sociales. Porque cuando buscas ejercicios para fortalecer tu espalda, los que suelen salir con más frecuencia (gracias, inteligencia artificial de YouTube) son ejercicios extraídos del mundo de la búsqueda de ganancia de masa muscular. Nada de deporte para la salud, donde los ejercicios quizás sean menos impresionantes, pero mucho más eficaces, y que estarán relegados a las páginas 3 o 4 de tu búsqueda.

No te preocupes, te daré un montón de ejercicios para fortalecer la espalda. ¡Un poco de paciencia!

3 Creencia popular número 3: los abdominales fortalecen la espalda.

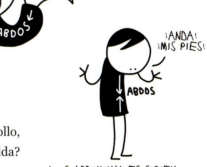

Holiiiiiiii, aquí otra vez Major Mouvement cortando el rollo, pero… ¿cómo los abdominales pueden fortalecer la espalda?

▶ Te ahorro aquí la respuesta colectiva. La verdadera respuesta está en… la anatomía. Los abdominales son anteriores, así que actúan como flexores de nuestro tronco. Los músculos de la espalda son posteriores, y por lo tanto, extensores. Pero para estar enderezado, son necesarios los músculos extensores, ¡así que es mejor priorizar la activación de los músculos de la espalda respecto a los abdominales!

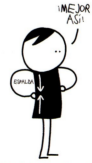

Algunos objetarán, y con razón, que la acción conjunta de los abdominales y la espalda es necesaria para llevar cargas pesadas. Justo vamos a hablar ahora del deporte bueno para la salud.

IDENTIFICAR TUS NECESIDADES
Para responder a tus deseos

Me preguntan con frecuencia cuál es el mejor deporte para la salud. La cuestión debería ser más bien: ¿qué tienes ganas de hacer con tu cuerpo? ¿Cuál es tu objetivo físico, social y mental? Es en este momento donde podrás reflexionar sobre qué deporte te conviene.

La salud es un objetivo a largo plazo, que se construye a lo largo de los años. Tu motivación se desmoronará mucho antes de lograr resultados si no disfrutas de lo que haces. El mejor de los deportes es el que te gusta. Y, en función de tus objetivos, podrás ganar en eficacia.

1 Identificar tus necesidades

▶ **Caso número 1**: tienes ganas de hacer una caminata por la montaña de 8 horas.

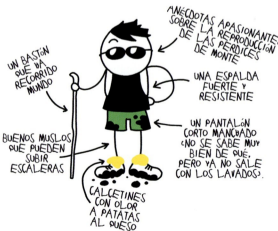

Para eso, necesitas unas buenas piernas y una buena espalda, resistentes a la marcha.

Mis consejos

• **Para una espalda fuerte y resistente**, te aconsejo hacer:

—1 sesión semanal de refuerzo muscular con movimientos de fuerza de todo el cuerpo (*squat*, *deadlift*, zancadas).

—2 sesiones semanales de salida larga (1 h) con respiración natural (tienes que ser capaz de hablar sin ahogarte) llevando una mochila. Ve aumentando la carga de la mochila progresivamente (500 g más cada semana).

• **Para las piernas**, haz sobre todo zancadas, *squats* y saltos con la cuerda.

▶ Caso número 2: en tu vida cotidiana, tienes ganas de llevar a tu hija de 12 kilos sobre tus hombros.

Necesitarás buenos hombros. También te harán falta buenas nalgas, una espalda estable y una región sacroilíaca (una pelvis) estable y fuerte. Sin olvidar unos trapecios (músculos del cuello) dignos del Schwarzy.

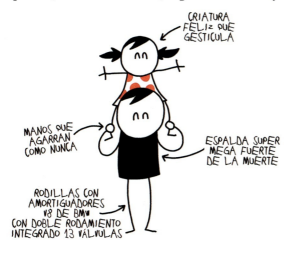

Mi consejo

Para esto, te aconsejo el ejercicio del puente de nalgas y llevar garrafas de agua sobre los hombros.

Zoom sobre
MI ENTRENAMIENTO DE LLAMA

Por si te sirve, he aquí la base del entrenamiento que realicé para correr la media maratón de las arenas, esto es, 120 km en pleno desierto peruano, uno de los más áridos del mundo, y todo ello en autosuficiencia alimentaria. Confieso que, para lograrlo, tuve que seguir un entrenamiento de camello peruano (lo que viene siendo una llama).

Durante 5 meses, realicé cuatro sesiones por semana.
• 1 sesión de musculación y de trabajo de fuerza (*squat*, peso muerto, zancada).
• 3 salidas de carrera a pie, velocidad lenta + mochila.

Una vez, y otra, y otra,

¡Adoré este periodo de mi vida, aunque fue muy duro!

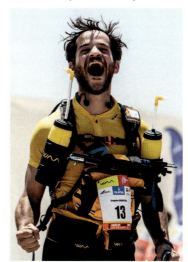

▶ **Caso número 3**: tienes ganas (sí, sí) de vaciar el lavavajillas sin quedarte pillado.

Para ello, es necesario tener una espalda flexible y unos músculos bien armonizados.

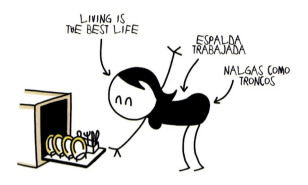

Mis consejos

Para ser flexibles y con músculos coordinados, es bastante simple, hay que buscar los movimientos deseados con regularidad, aunque tiren un poco, y tomar consciencia de lo que hacemos. Es por esto por lo que el yoga es uno de los mejores deportes para la salud (según la literatura científica), ya que permite una toma de consciencia benevolente del movimiento y de la respiración.

▶ **Caso número 4**: tienes ganas de hacer el amor en la postura del perrito (no te rías, me lo piden con frecuencia. O sea, no que haga el amor en la postura del perro, eh. Me refiero a que mis pacientes me preguntan a menudo CÓMO hacerlo ellos).

Cada tarea de la vida cotidiana necesita ciertas capacidades. Moverse con regularidad con los músculos correctos y con articulaciones móviles permiten responder. Aquí es necesaria una buena movilidad de la pelvis.

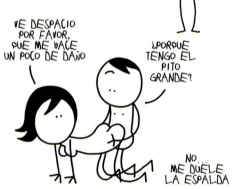

Mis consejos

Puedes hacer todos los ejercicios que te permitirán trabajar tu movilidad: espalda redonda-espalda hueca, estiramiento del psoas, estiramiento del piriforme, estiramiento del cuadrado lumbar, movilización de la pelvis… podrás encontrar todo esto en la sección «movilidad» del programa de puesta en forma en 8 semanas.

2 Conocer las capacidades de tu propio cuerpo

Siempre me sorprende ver a gente que no es dueña de su cuerpo. Un poco como si tuvieran un coche, el carné de conducir, pero no supieran aparcar. Utilizar tu cuerpo es algo que se aprende, y toma tiempo, no todos hemos nacido con un esquema motor terminado.

A hacer un *squat* se aprende. A salir de un coche se aprende. A bajarse para recoger un objeto, se aprende. Y lo mismo para vaciar el lavavajillas.

Mi mensaje jamás será «¡cuidado, no hagas esto, te vas a lesionar!» Sino más bien «¿qué quieres hacer? Evalúa el riesgo, y si sientes que tu cuerpo y tu mente son capaces, entonces GO».

Cuando llevas una garrafa de agua, tu cuerpo y tu cerebro conocen esta situación vivida miles de veces, así que debes saber si tienes la capacidad de llevarla, en qué posición o condición, durante cuánto tiempo. Podrás deducir la energía que esto te pide. Cuando vas a saltar un pequeño barranco, conoces tus capacidades de salto; sin subestimarte ni sobrestimarte, saltas en consecuencia.

Es lo mismo para mover un sofá. Hacer jardinería. Caminar 4 horas seguidas. Correr 10 km. Bailar y beber hasta las 5 de la mañana. Esquiar durante 3 días. Probar una sesión de CrossFit. Tengo miles de ejemplos. Con mucha frecuencia, las lesiones vienen del hecho de que la gente realiza actividades sin escuchar ni respetar sus capacidades reales. Algunas personas se sobrestiman completamente y se arriesgan a agotarse y a hacerse daño. Otras, al contrario, se subestiman y no hacen nada por miedo a lesionarse cuando podrían actuar (¡otra vez volvemos al paradigma en «U»!).

Sea en un sentido o en otro, **tienes que vivir al nivel que te permita tu cuerpo, y no al nivel que te gustaría tener. Y el único medio de saber cuál es tu nivel es ponerlo a prueba**. Con escucha, benevolencia. A veces tendrás que frenarte, a veces empujarte un poco. Lo que te deseo a largo plazo es que no digas más «si lo hubiera sabido...» sino «lo sé».

Un hombrecillo dijo un día: «**el entrenamiento permite volver a lo inconfortable confortable, a lo insoportable soportable, y quizás a lo imposible posible**».

Esta frase es cursi hasta decir basta, pero es mía, ¡y me gusta mucho! Me gusta porque está llena de verdad, de redundancia y de sufrimiento, de resiliencia, de persistencia y de paciencia. De mucha experiencia también. Me gusta esta frase porque incluye muy bien esa noción de soporte de peso progresivo. De un cuerpo que sería capaz de todo mientras avance. De una mente que acepta la duda, pero que no pierde la esperanza. Y si acaso lo imposible sigue siendo imposible, pues bien, al menos habremos vuelto a lo insoportable soportable, ¡y eso... lo cambia todo!

LAS LÁGRIMAS DOBLES

Con el pelo alborotado, gafas de cristal azul ahumado y una sudadera polar roja desteñida, Silvia lleva veinte minutos hablándome. Me cuenta largo y tendido sus antecedentes médicos, la explosión de la fábrica, los tres accidentes de coche, la muerte de su hijo y sus tres depresiones.

No he podido decir ni mu más allá de preguntarle simplemente que cómo estaba. En esa época, llevaba ya ocho años trabajando, así que a los pacientes que sufren de verborrea (término que describe la capacidad de algunas personas de no cortarse en hablar) ya empezaba yo a conocerlos. Así que sabía que tres minutos antes del final de la sesión me iba a decir «y ahora necesito un buen masaje para que me recoloques la espalda». Y yo, el jovenzuelo, la escucharía y obedecería. Incluso a costa de retrasarme realizando un tratamiento que ya sabía que era inútil porque, en el fondo, lo que Silvia necesitaba realmente era un psicólogo.

Pero ese día, no me dio más la gana. No me había pasado dos años formándome en terapia manual, invirtiendo dinero para encontrar pacientes y sacrificando mis vacaciones de verano para untar cremas únicamente «por puro placer». Así que abrí la boca y le dije:

«Silvia, lo que me cuentas es trágico, y lo siento mucho. Pero yo soy kinesiólogo. Lo que necesitas es ir a ver a un psicólogo o psiquiatra para curar la depresión que llevas 20 años sufriendo. Teniendo en cuenta todo lo que has vivido, resulta totalmente legítimo que estés psicológicamente marcada y que no consigas pasar página. Sin embargo, hablarle de todo esto a un kinesiólogo para que te masajee la espalda no cambiará nada».

Si le hubiera dado un puñetazo en la tripa habría sido lo mismo. Fue como romper una partitura. Escribí una nueva:

«¿Y cuántos años hace que vienes a verme, Silvia?

—Ocho años.
—¿Ocho años masajeándote la espalda?
—Sí.
—¿Y sigues con dolor de espalda, Silvia?
—Sí.
—Pues bien, creo que podemos afirmar que el masaje no es eficaz, Silvia.
—¿Tú crees?
—Silvia, ¿conoces a un fontanero que tarde ocho años en reparar un fregadero?
—No.
—¿Un mecánico que tarde ocho años en cambiar una junta de culata?
—No.
—¿Un panadero que cueza su pan durante ocho años?
—Tampoco.
—¿Ves a dónde quiero llegar, Silvia?
—Sí, eso creo, sí.
—Si todo el rato le ofrecemos la misma solución a un problema pero eso no resuelve el problema, eso es que la solución no es buena. Así que hay que intentar otra cosa.
—¿Pero el qué?
—¡El deporte, Silvia! ¡El deporte! Hacer ejercicio es el mejor de los antidepresivos. Va a fortalecer tu espalda, devolverte flexibilidad y gracia, y además te lo vas a pasar genial.

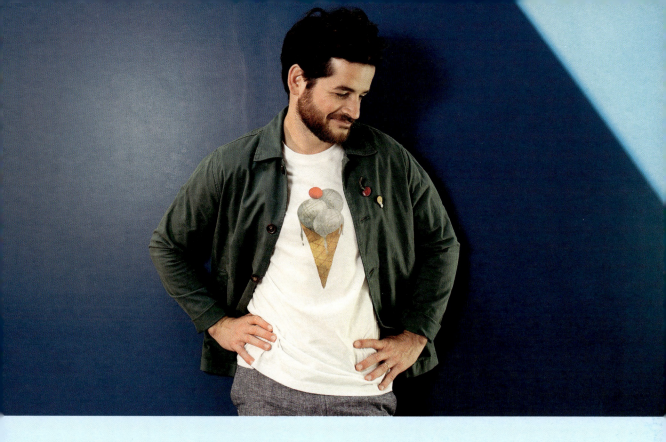

Así que hoy, Silvia, no te voy a dar ningún masaje, te voy a enseñar las instalaciones y, desde hoy, vas a hacerme 10 minutos de bici y 20 de gimnasia terapéutica» [*Le hice hacer squats*].

Cuando se marchó, ya no hablaba más, pensé que no volvería a verla. El jueves siguiente no vino, y me sentí mal. Pero el martes siguiente, ahí estaba, con una sonrisa y un destello divertido sobre sus cristales ahumados.

Me dijo: «estoy lista». ¡De vuelta a la bici y a la gimnasia terapéutica!

Al final de la sesión, se me acercó y me dijo: «sabes, nunca me habían hablado así antes. He estado a punto de no volver. Pero me sentí bien después de hacer ejercicio. ¡Es duro, eh! Sobre todo al día siguiente. Pero me hace mucho bien, al cuerpo y más allá».

Silvia vino dos veces a la semana durante 14 meses, y 1 vez durante 6 meses.

Terminé diciéndole que era mejor que dejara de venir porque ahora, con 68 años, podía hacer ejercicio sola, yoga o danza a su aire, y que ya no necesitaba de ningún profesional sanitario que la guiara. Volvió a verme en navidades, se pasó por la consulta para traerme unos bombones Mon Chéri para darme las gracias. Vio en uno de mis vídeos que me encantan.

Con el tiempo, empecé a creer que la benevolencia no es decirle a la gente lo que quiere escuchar, sino decirle lo que necesita escuchar. ¡Pero para ser franco, la clave, que a veces no tengo, es encontrar la manera adecuada de decirlo!

LOS 12 MOVIMIENTOS
Para reforzar la espalda

Fortalecer la espalda es simple. De nuevo, el error frecuente es querer fortalecerla sin preguntarse primero por qué. Nuestros objetivos, en efecto, son diferentes, así que adapta tus ejercicios según tus objetivos y tu nivel. Para facilitarte la tarea, he elegido 12 ejercicios. Para cada uno de ellos, te doy la razón de por qué podrías hacerlo, y en función de lo que busques, te diré cómo conseguirlo, con la ayuda de una demostración. Dicho así parece complicado, pero en realidad es muy sencillo. ¡Empezamos!

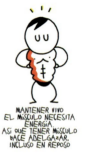
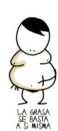

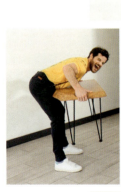

¿Quieres el mejor? **El peso muerto:** si pudiera quedarme solo con un movimiento, sería probablemente con este. Es el equivalente al anillo en *El señor de los anillos*, a la aceituna de la ensalada, a Leonardo DiCaprio y Meryl Streep reunidos: vamos, que no hay nada mejor.

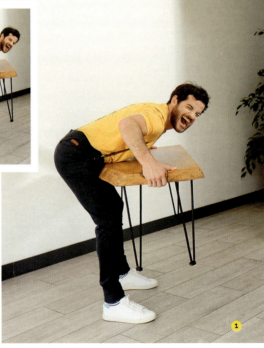
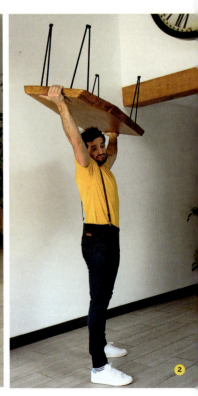

1 Colócate en un squat profundo, como si estuvieras haciendo pis en un cuarto de baño turco, la cabeza en la línea de los hombros y de la pelvis.

2 Levanta el peso incorporándote y conservando la espalda bien recta y la cabeza alineada durante todo el ejercicio.

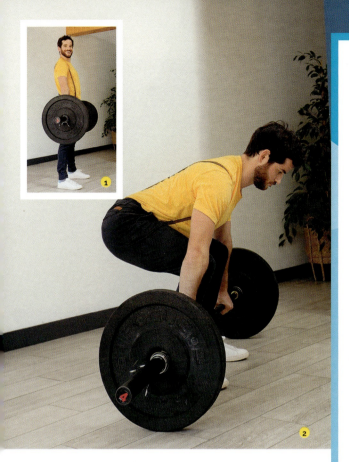

¿Por qué?

Porque si eres bueno con el peso muerto, podrás llevar a tus hijos, a tu bolso, un sofá, aguantar horas de pie o sentado, porque habrás aprendido a usar el conjunto de la musculatura -no solo los músculos de la espalda pero también los de todo tu cuerpo. Además, este ejercicio te hace tener buenas nalgas y abdominales. Por otro lado, levantar pesas crea músculo, y tener músculo quema la grasa.

¡Literalmente, tener músculo, aunque no hagamos nada, hace adelgazar!

Así que por todos estos motivos, si tuviéramos que quedarnos con un único ejercicio, sería con este. Puedes hacerlo con una pesa de musculación (lo mejor) pero también con algo pesado, un kettlebell, una banda elástica, tu perro o una garrafa de agua.

12 a 20 repeticiones, 4 series.

1 minuto de reposo entre cada serie.

Zoom sobre
LEVANTAR PESO ES PELIGROSO, ¿NO?

Sí y no. Nuevamente, vuelvo al capítulo 1. Lo que debes tener en mente es la adaptación. Levantar algo muy pesado (más allá de tus capacidades de adaptación) es peligroso. Pero no levantar nada atrofia tu musculatura y, rápidamente, serás incapaz de hacer cualquier cosa.

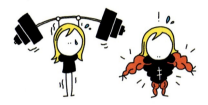

Si levanto pesas, ¿me pareceré al Schwarzy? Si eres una mujer y tienes miedo a coger mucho músculo por levantar pesas, eso es sobreestimar muchísimo tus capacidades de ganancia muscular.

Hacer músculo y tener un aspecto cachas es un trabajo constante: los que llegan a esos resultados invierten muchas horas por semana, dedican una parte de sus vidas solo a eso y piensan en su alimentación 24 horas al día en función de su objetivo de ganancia de masa muscular.

Así que no te preocupes, porque aunque levantes pesas (aunque sean muy pesadas) durante 30 minutos 3 veces a la semana, lo que conseguirás es un cuerpo más *fit* (esto es, más delgado y definido) a nivel de los muslos, los glúteos, la espalda, y sí, también a nivel de los hombros. También tener hombros de camionero es algo que ha de trabajarse.

Si te curras las piernas, los hombros no tienen nada que temer. Y ya has entendido, seguramente, que el cuerpo se adapta en un sentido o en el otro. Así que si piensas que algunos músculos están empezando a desarrollarse en exceso (repito, eso sería con mucho esfuerzo), te basta con bajar un poco el ritmo. En deporte, eres tú quien decide el resultado final.

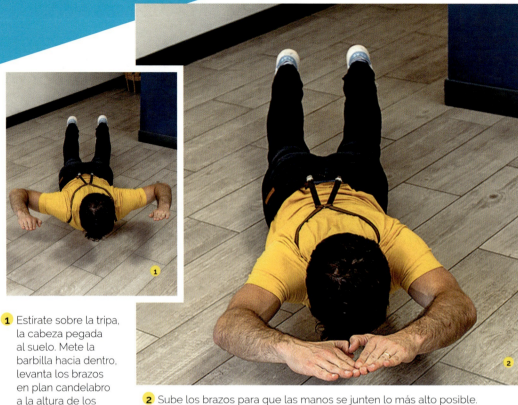

1 Estírate sobre la tripa, la cabeza pegada al suelo. Mete la barbilla hacia dentro, levanta los brazos en plan candelabro a la altura de los hombros, sujetando los omoplatos, los pies contra el suelo.

2 Sube los brazos para que las manos se junten lo más alto posible.

12 a 20 repeticiones, 4 series. 1 minuto de reposo entre cada serie.

2 ¿Quieres el más simple y eficaz? La mariposa: estirado sobre el suelo, usarás toda tu musculatura para estar bien recto.

¿Por qué este ejercicio está tan bien?

Por dos razones:

— En seguida molesta, pero es una molestia que hace mucho bien. Realizándolo correctamente, sentirás como grandes barras verticales a lo largo de la espalda. Estas barras son los músculos espinales, los potentes músculos que te permiten estar en posición erguida y que tan poco se usan al estar sentados.

Para realizar correctamente este ejercicio, no te eches hacia atrás (echarse hacia atrás no es malo, pero simplemente entonces no sería el mismo ejercicio) y conserva la nariz cerca del suelo.

— El otro motivo por el que me gusta particularmente es porque podemos reproducir muy fácilmente y sin ningún material los síntomas de los dolores de espalda, y poder decirle a la gente que lo que llaman dolor es únicamente los músculos que se contraen. Ideal para aprender la diferencia entre dolor y activación muscular —como quien aprende la diferencia entre dulce y salado.

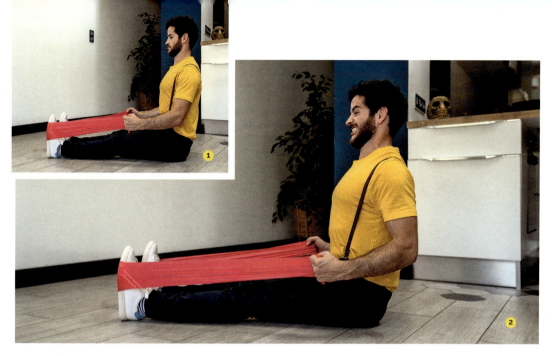

3 ¿Quieres una espalda más recta? La fijación de los omoplatos: este es un ejercicio «cero excusas», que también llamo «mejor esto que nada». Sentado en una silla (sí, puedes hacerlo en el trabajo), aprieta los omoplatos y saca el pecho con la espalda recta.

Haz este ejercicio durante diez segundos, 100 veces al día. ¿Listo? ¡Enciendo el cronómetro!

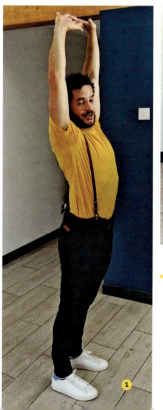 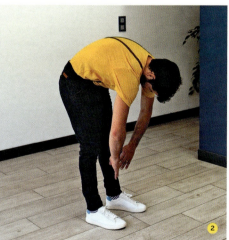 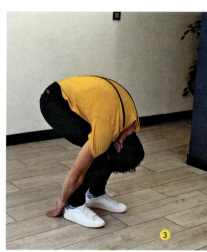

4 ¿Quieres despejarte la cabeza y tener una buena movilidad? El enrollado desenrollado: un ejercicio simple, bonito, fuerte y que hace mucho bien. Tu espalda puede enrollarse, y desenrollarse, y mira qué gracia, así se llama el ejercicio :). Hazlo intentando sentir cada una de las vértebras.

10 veces mañana, tarde y noche.

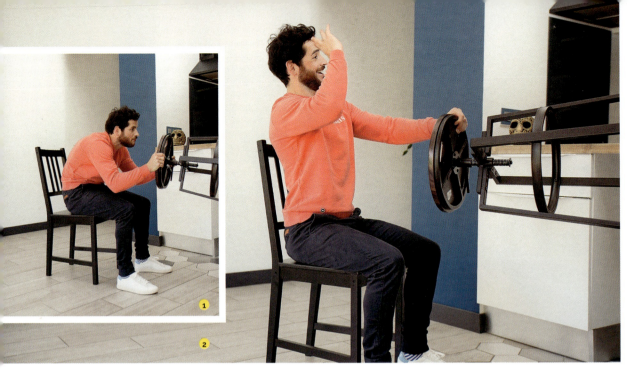

5 ¿Quieres hacerlo en el coche? El crecimiento 3 en 1

Sentado en el asiento, crece y añade el ejercicio de fijación de los omoplatos y una retracción de cabeza. 30 segundos al menos, 10 veces por trayecto.

6 ¿Quieres hacerlo con tus hijos? El porteo

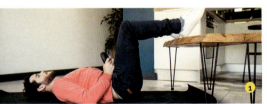

Cuando cojas a tus hijos, no aguantes su peso, ¡portéalos! Portéalos cerca de ti, esto es, pegados, los brazos en tus hombros, y con la espalda lo más recta posible. No es malo si no puedes hacer todo, pero sería menos eficaz, y costaría más energía. Puedes llevarlos como en la posición 2, pero con más esfuerzo. ¡Tú verás!

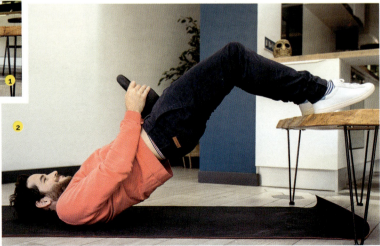

7 ¿Quieres trabajar las nalgas al mismo tiempo? El hip thrust

Coloca los pies en alto, ponte un peso en la pelvis y levanta las nalgas. ¡Guayyyy, sientes TUS nalgas! 30 segundos de trabajo, 30 segundos de reposo, todo diez veces.

84 • Soluciones para no tener más dolor de espalda

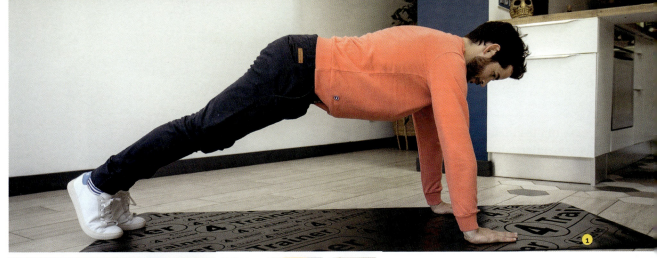

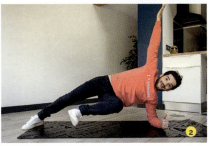
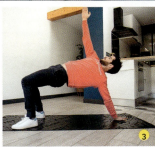

8. ¿Quieres trabajar los abdominales a la vez?

Hay infinitos tipos de planchas dinámicas. Empieza en una posición (de frente, de lado o de espalda) y mueve un brazo, o una pierna, o ambas, de manera que estés desequilibrado. Tus abdominales y tu espalda se cargarán para impedirte caer. 10 repeticiones a izquierda y derecha, todo 10 veces. 30 segundos de reposo.

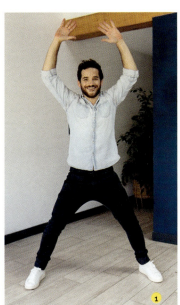
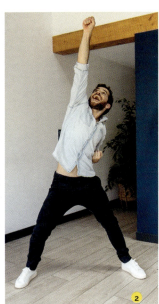
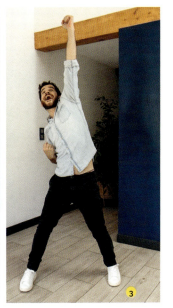

9. ¿Quieres perder peso a la vez? El Jumping Jack boxer

Alto volumen de uso de energía. Movimientos combinados, que cansan y que trabajan la espalda. 30 segundos de trabajo, 30 segundos de reposo, todo diez veces.

10 ¿Te duele mucho la espalda? La plancha alternativa

A cuatro patas, mete la barbilla, la espalda lo más recta posible (respetando tus curvas naturales, personalmente tengo bastante curva en la espalda y unos glúteos pequeños y redondos), estira a la vez la pierna derecha y el brazo izquierdo. El brazo empuja lo más lejos posible, el pie lo más lejos posible. Tienes que sentir los abdominales, la espalda y los glúteos contraerse todos juntos. Tobillos flexionados o estirados. Hombros paralelos al suelo. Descansa de 3 a 6 segundos. Cambia de lado. Variante más fácil: 1 brazo y el otro, 1 pierna y la otra. 10 veces mañana y noche.

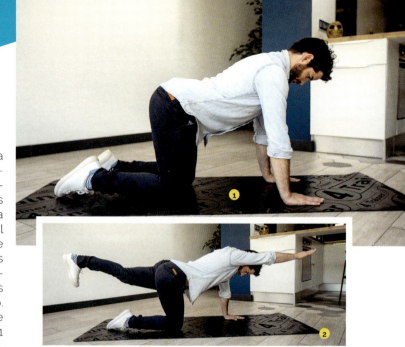

11 ¿Te duele una pierna? Tirando horizontalmente

Estupendo cuando quieres fortalecer la espalda pero una lesión en la pierna te lo impide. Ey, una verruga no vale, eh. 30 veces izquierda, 30 derecha, 6 series.

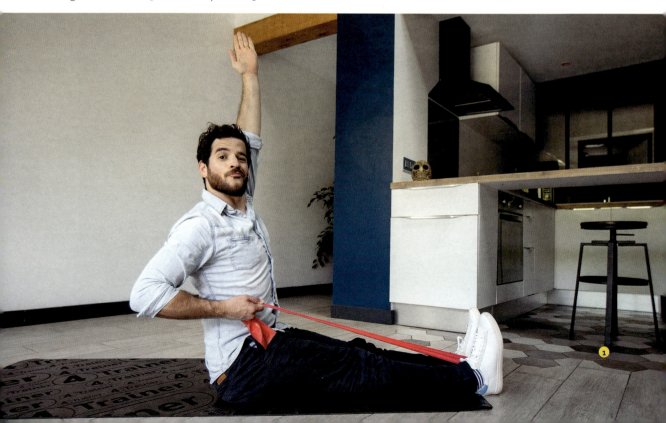

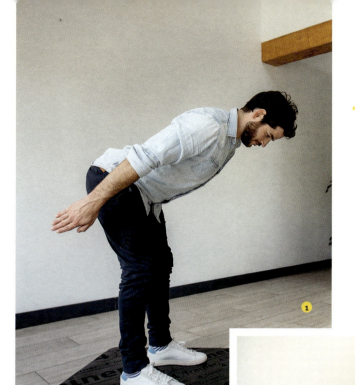

12 ¿Te duele un brazo? El Good morning

Aquí se trata de inclinarse hacia delante conservando la espalda recta (respetando TUS curvas) como si dijeras «hola» en Asia. Anda, mira qué gracia, acabo de recordar que el movimiento se llama «good morning».

10 veces 4 series por la mañana al despertarte o cada vez que te cruces con un compañero en el curro. «¡Hola, Sergio!» «¡Hola, Mónica!»

13 ¿Te duelen las cervicales? La lombriz 4 dimensiones

Tus cervicales, como tu espalda, pueden y deben moverse en todas direcciones. Tómate tu tiempo para aislarlas :)

10 veces en cada dirección, todas las mañanas.

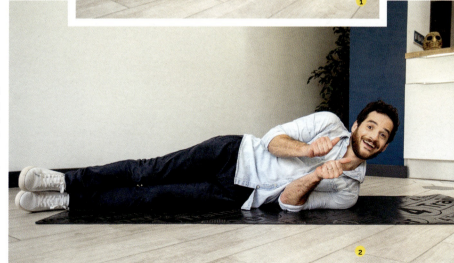

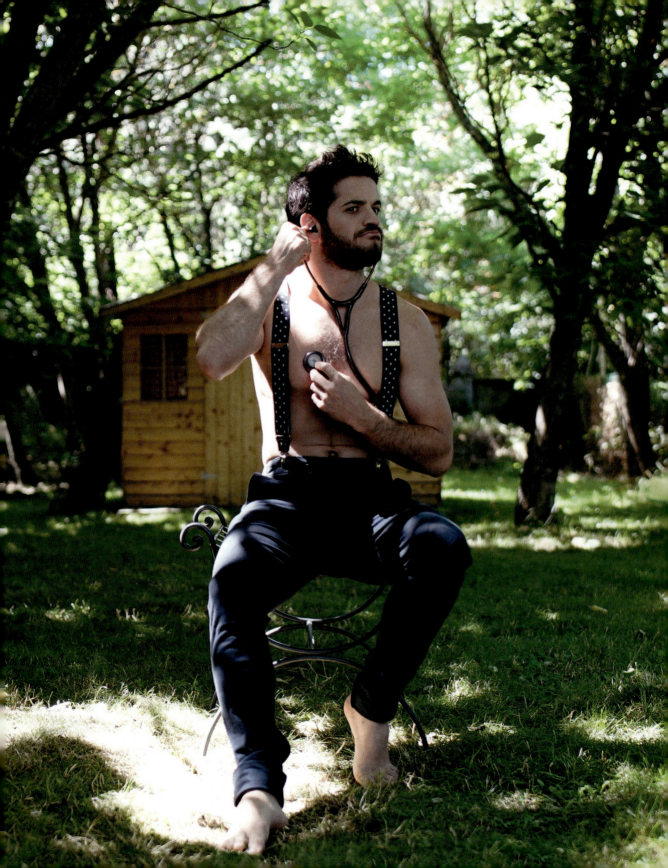

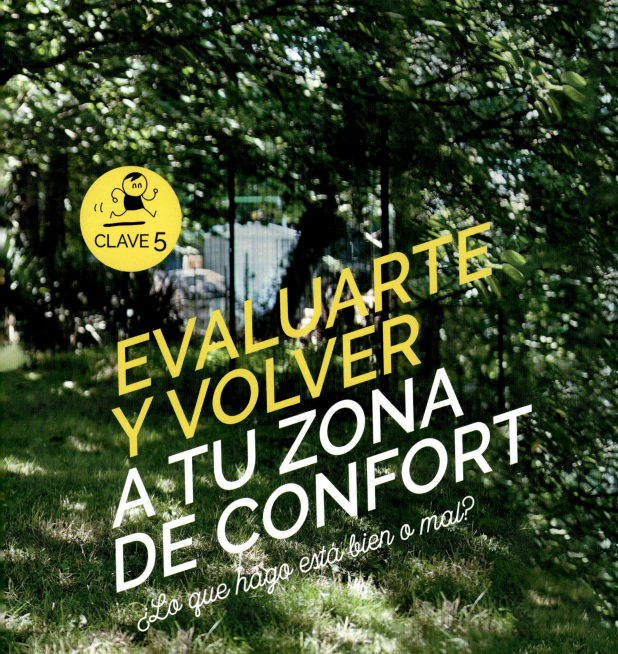

CLAVE 5

EVALUARTE Y VOLVER A TU ZONA DE CONFORT

¿Lo que hago está bien o mal?

Ya estamos por la mitad del libro. Ya hemos dicho un montón de cosas, y soy muy consciente de que resulta un poco denso. Así que para este capítulo voy a simplificar. Vamos, voy a simplificarlo tanto que este capítulo es casi como el recreo del librito.

¿Pero lo que hago está bien o mal?

Día tras día me dicen: «vale, he entendido bien tus explicaciones sobre el estrés mecánico y todo eso... pero yo hago esto: ¿está bien o mal?». Lo que en seguida traduzco mentalmente por: *que sí, muy bonito, tu rollo, pero yo solo necesito que me tranquilices. Que me digas si lo que hago está bien, y sobre todo que me digas lo que tengo que hacer si está mal.*

En la práctica del deporte, sobre todo entre los principiantes, existe en los que se sienten fracasados respecto a sus objetivos, en las personas lesionadas, una auténtica falta de confianza. Y te aseguro que es totalmente normal. Dudar es normal. Sobre todo porque esa duda se incrementará con el tsunami de información que existe respecto al deporte y la salud, que desbarra en todos los sentidos. También te propongo volver a las bases, a las cosas sencillas, dejar los detalles a los expertos (o pseudoexpertos) para volver a los fundamentos.

Tu cuerpo = tus propias reglas.

A la pregunta «¿qué tengo que hacer?» Yo respondo **«empieza por hacer»**.

Por desgracia, estoy convencido de que un buen número de personas no hacen ejercicio porque no saben por dónde empezar. De cara a un dolor que arrastran desde hace años, están desubicadas, la idea de cambiar se les antoja imposible. De ahí mi respuesta: «empieza por hacer, respetando las bases». Y te propongo que veamos juntos estas bases.

La más importante es la dosis. ¿Es acaso mi cuerpo capaz de hacer lo que le pido?

¿Es acaso mi cuerpo CAPAZ de hacer lo que le pido?

Lo escribo dos veces porque estoy seguro de que lo estás pensando a la inversa: «QUIERO hacer esto y mi cuerpo va a SEGUIRLO», sin tan siquiera preguntarle antes. Parece extraño imponer a tu cuerpo ciertos esfuerzos sin primero preguntarse si está preparado para eso, ¿no? Desde luego, la voluntad nos permite hacer cosas inmensas, y sin voluntad no llegamos a nada. Pero no te olvides de tu cuerpo en el proceso, te arriesgas a que te falte ;)

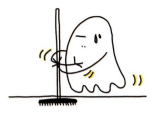

Si mi cuerpo no es capaz, puedo hacerle evolucionar, como a un pokémon y a cualquier edad:

La cuestión es saber CÓMO encontrar la dosis correcta. Piénsalo... Es un poco como si dijera:

- «Está bien comer espinacas».
Sí, está bien comer, 200 gramos por ejemplo, pero no 200 kg.

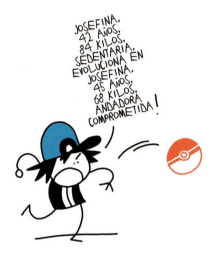

- «¿Está bien dormir?»
Sí, está bien dormir entre 7 y 8 horas todas las noches, pero no 16 horas, ¡no eres un gato!

- «Está bien mandar mensajes de amor a sus seres queridos».
Un mensaje al día está bien, pero uno por minuto es una locura.

En fin, ya ves por dónde voy: si se hacen en exceso, incluso las cosas buenas pueden ser perjudiciales. **El exceso en todo perjudica, o como prefiero decir, ¡el exceso lo perjudica todo!**

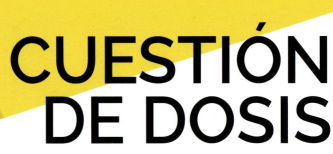

CUESTIÓN DE DOSIS
Entre el demasiado y el no suficiente

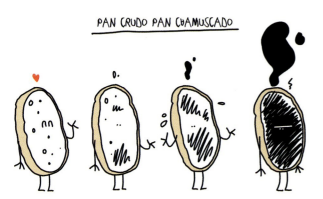

OK, pero... ¿cómo saber qué cantidad es la buena para mí?

Pues esto es lo que vamos a empezar a comentar. **Porque resulta difícil saber cuál es la dosis CORRECTA**.

Tomemos algunos segundos para enumerar los mensajes de bienestar que nos envía nuestro cuerpo: cuando comemos, cuando miramos algo que nos gusta, cuando escuchamos una música dulce, cuando tocamos o somos tocados, cuando olemos el aroma de una rica comida. Vamos, cuando se activan nuestros cinco sentidos. Pero también podemos tener bienestar que viene de nuestro interior gracias a nuestras emociones (la alegría, el orgullo, el amor) y también activando directamente las zonas de placer del cerebro de diferentes maneras: orgasmos, ejercicio, estiramientos o incluso con drogas. Aquí unos mecanismos moleculares de activación específica de nuestro cerebro son los que nos darán una sensación de placer.

Y... más o menos eso es todo. De hecho, de manera bastante sorprendente, las fuentes de bienestar por estimulación física son relativamente poco numerosas, de ahí el interés en buscar el bienestar mental mediante medios simples pero regulares (meditación, benevolencia, escritura, etc.). Y al revés, y estoy seguro de que esto no te ha pasado inadvertido: las fuentes de malestar físico son muy numerosas, ¡al igual que las fuentes de malestar psíquico! El ser humano parece más programado para sufrir que para gozar. Vamos, que el bienestar se construye.

Volvamos a la dosis incorrecta. ¿Cómo distinguir un buen dolor de uno malo? ¿Qué cantidad de «dolor bueno» mi cuerpo es capaz de encajar, qué cantidad de dolor malo me va a afectar?

El dolor bueno es el de la contracción muscular en la práctica de ejercicios deportivos, fácilmente soportable, y que con frecuencia puede transformarse en agujetas. El de tus pulmones, que parece que van a explotar cuando aumentas de intensidad. Es el del cansancio pesado después de una dura jornada de trabajo, cuando te metes en la cama. El dolor bueno es el que no dura, que es de intensidad débil (de cero a 5 sobre 10), y que con frecuencia está ligado con una nueva actividad o a un cambio de ritmo en tu vida.

Sin embargo, la dosis incorrecta se traduce en dolores, problemas en la libido, el sueño, la paciencia, el comportamiento, agujetas que no se van... Todas son señales simples que tu cuerpo te envía para hacerte comprender que en ese punto no está tolerando bien las cosas. De hecho, es sorprendente cómo el malestar está totalmente admitido en ciertos sistemas pero no en otros. Por ejemplo, te duele la barriga. La explicación es simple: has comido demasiado. También te duele el hombro, pero en ese caso no sabes por qué. Así que te pregunto: «¿qué has hecho esta semana?» y si me respondes «he estado cortando leña durante tres horas», estará seguramente ligado a eso, ¿no crees?

Zoom sobre
LAS AGUJETAS

La contracción muscular puede transformarse en agujetas cuando vuelves a hacer ejercicio o cuando realices un ejercicio verdaderamente más allá de tus capacidades (duran entre 24 y 72 horas), y no son un signo de haber «trabajado bien». Son un signo de que has hecho un poco demasiado. Así que al principio se toleran, pero no cada vez.

Para comprender qué dosis es correcta, el esquema del paradigma en U de la página 35 te mostró que **la respuesta no es la misma para todos**. También te propongo una **pirámide de las prioridades**, que te ayudará a gestionar mejor tu vida y tus entrenamientos.

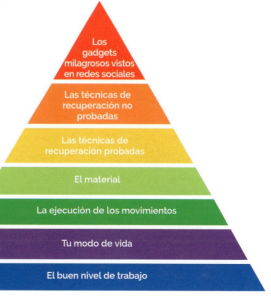

1 El buen nivel de trabajo

El trabajo es el requerimiento, en el sentido más general del término. Por ejemplo, no es lo mismo entrenar 1 hora 3 veces por semana para alguien que se pasa el día sentado en el curro, para una mujer ama de casa con tres hijos a su cargo y para alguien que recorre 200 km al día en coche para repartir paquetes. La gente cree erróneamente que solo lo que sucede en nuestra práctica deportiva cuenta para nuestro rendimiento y nuestras lesiones. Pero nuestro cuerpo es un todo, rinde gracias a lo que ha hecho antes, del mismo modo que una lesión es el resultado de miles de pequeñas acumulaciones que hacen que en un momento dado el cuerpo ya no sea capaz, en el mejor de los casos de anticipar, en el peor de proteger. Existe en cualquier caso una parte de azar tanto en el rendimiento como en la lesión.

La meta de un buen entrenamiento es por lo tanto el preparar al máximo el cuerpo en las condiciones más cercanas a las de la vida, de modo que podamos reducir esa incidencia del azar. No dirás entonces ya nunca «si hubiera sabido que me iba a lesionar, jamás lo habría probado» sino más bien «qué bien he hecho en no hacerlo». O «si hubiera sabido que lo conseguiría, lo habría intentado antes», sino más bien «soy capaz de hacerlo, para eso me he entrenado».

Zoom sobre
TERMINAR CON LA CARGA MENTAL

La carga metal es cuando la planificación de las tareas toma más espacio en tu cerebro que la propia ejecución. Tienes la sensación de estar solo en el mundo y de ahogarte en un vaso de agua. Y es así como tu cuerpo, tu salud, caen en el olvido. En tu día a día, no sabes realmente cómo organizarte para añadir 3 veces 30 minutos de deporte o 10 minutos de meditación diaria…

▶ Lo primero que hay que hacer es organizarse y clasificar tus tareas cotidianas. Algunas son prioritarias, aprende a ocuparte de estas en primer lugar, otras son accesorias, pero pueden distraerte. No confundas estos dos tipos. De igual modo que no te encuentres tres minutos antes del inicio de una reunión importante cambiando el cartucho de tinta por miedo a olvidarte de hacerlo. No te olvidarás porque lo habrás anotado.

Aquí tienes un modo simple de organizar tus tareas desde que una nueva se añade en tu vida:

- ☐ *Urgente y hacerlo yo*   ☐ *No urgente y hacerlo yo*
- ☐ *Urgente y delegar*   ☐ *No urgente y delegar*

▶ Lo segundo es realizar una lista con todas tus tareas. De ese modo te liberas de tu carga mental de tener que pensarlo todo. Personalmente, anoto TODO en mi teléfono, en apps dedicadas a la organización.

▶ **En fin, hay que olvidar la perfección**. Nadie tiene la menor idea de lo que tú vives y de lo que tú estás pasando, así que no te flageles intentando imaginar lo que los demás piensan de ti. En verdad, las personas que necesitas realmente no te juzgan.

En conclusión, si te liberas de la carga mental sobre todas estas cosillas que te chupan tu energía, conseguirás dedicarte a esa cosaza mucho más importante: TÚ.

La clave está entonces en conocer lo suficiente tu cuerpo, en escucharlo con benevolencia para saber de qué es capaz teniendo en cuenta las miles de cositas de la vida.

Podrás entonces seguir tus rendimientos, tu evolución y tu riesgo de lesión. Resulta, en efecto, indispensable tener en cuenta, cuando te entrenas, tu carga de entrenamiento, pero también tu carga de trabajo profesional, personal y mental.

2 La escala de autoevaluación de las cargas

Calculemos juntos tu carga de trabajo de 0 a 10 gracias a esta sencilla herramienta. Al principio, te aconsejo escribirlo, y con experiencia, podrás hacerlo mentalmente (puedes llevar un «diario de progreso»). Dale una nota entre 0 y 10. Por ejemplo:

▶ **Carga de trabajo profesional**
   0: estás de vacaciones   **5:** tu cantidad de trabajo es normal
   10: estás desbordado de trabajo

▶ **Carga mental**
   0: estás en paz, no piensas en nada   **5:** piensas en las cosas habituales
   10: ¡tienes la cabeza tan llena que va a explotar!

▶ **Carga de trabajo personal**
   0: tu casa está limpia, los impuestos declarados, los dientes de tus hijos cepillados
   5: cada día tienes que limpiar y hacer los deberes con tus hijos, gestionas
   10: tienes goteras justo el día en que tu hijo está haciendo la selectividad y pierdes las llaves

▶ **Carga de entrenamiento**
   0: no haces nada de ejercicio
   5: te entrenas con regularidad, lo resistes con normalidad
   10: tu entrenamiento es doloroso, te lesionas

Para estar bien, necesitas un **equilibrio en tus cargas, en el tiempo, para saber acumular entre 20 puntos/40 para estar en medio de la curva del paradigma en U**. Cuidado, cuanto más te acerques a los extremos por carga, más te saldrás del equilibrio.

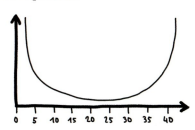

- De 0 a 5/40, estás en rojo, o sea, en subactividad.
- De 5 a 15/40, estás en naranja, o sea, en subactividad moderada.
- De 15 a 25/40, estás en verde, en buen nivel de actividad.
- De 25 a 35/40, estás en naranja, en sobreactividad moderada.
- De 35 a 40/40, estás en rojo, en sobreactividad.

Esta escala de autoevaluación no es un pronóstico, permite cuantificar en el tiempo la carga de trabajo. Ejemplo:

Semana 1
Carga de trabajo: 7/10
Carga mental: 5/10
Carga personal: 1/10
Puntuación: 13/30
Esta semana podrás entrenarte a un 7/10 para una puntuación de 20/40 = ¡perfecto!

Semana 2
Carga de trabajo: 8/10
Carga mental: 8/10
Carga personal: 9/10
Puntuación: 25/30
Esta semana, el entrenamiento es más arriesgado, ve tranquilo, a un 5/10 para una puntuación total de 30/40.

De este modo, podrás evaluarte **todos los días**, por la mañana, o mejor aún, por la noche. Después puedes hacer una **media semanal**, y comparar de este modo tus rendimientos en función de cuánto estés en forma. Gracias a esta evaluación:

- Tendrás un seguimiento objetivo de tu estado (con frecuencia solemos minimizar, o al revés, exagerar, nuestra forma en función del instante presente).

- Dejarás de culpabilizarte cuando te des cuenta de que rindes menos (la razón era que tus otras cargas estaban en un nivel más elevado que de costumbre).

- Te motivarás cuando tus cargas sean débiles, diciéndote que es el momento adecuado para meterle caña.

▶ Al final, es así como podrás entrenarte con la dosis correcta.

Evidentemente, estamos hablando aquí de autoevaluación, lo que puede resultar medianamente fiable. Lo que quiero hacerte comprender es que **cuando tu vida está sobrecargada, aumentas los riesgos de lesionarte o cansarte**. Entonces es mejor reducir tus volúmenes de entrenamiento en cuanto a carga (peso), intensidad y aumentar el tiempo de reposo.

Zoom sobre LA DOSIS CORRECTA EN EL TIEMPO

La lesión viene con frecuencia del hecho de que actuamos demasiado deprisa, demasiado fuerte, demasiado tiempo sobre una estructura que no está acostumbrada. Y al revés, las personas activas tienen con frecuencia dolores que aparecen cuando están inactivas (personalmente, me duele todo cuando estoy de vacaciones).

¿Mi consejo? Toma consciencia de estos cambios de ritmo con benevolencia. E incluso si la mayoría del tiempo tienes un nivel de carga de trabajo media, el paso a una semana muy intensa tiene riesgo de ser algo duro de encajar.

Así que anticipa:

- **Para la carga profesional**: organiza y delega lo que puedas.

- **Para la carga mental**: medita.

- **Para la carga personal**: revisa tus prioridades (no es gravísimo si la casa está menos recogida que de costumbre o si comes congelados durante una semana). Ojo, no te olvides en cualquier caso de ir a recoger a tu peque a su clase de danza.

- **Para la carga de entrenamiento**: levanta un poco la mano esta semana, y no te molestes contigo si eres menos bueno.

▶ La periodización del entrenamiento

He concebido el programa de puesta en forma (ver página 187) en **8 semanas**:

Semana 1: superligera
Semana 2: ligera
Semana 3: moderada
Semana 4: intensa

Semana 5: ligera
Semana 6: moderada
Semana 7: intensa
Semana 8: intensa

Y seguimos con este ritmo.

E incluso he ido más lejos: he conservado esta escala **para cada sesión de entrenamiento**; de este modo, en la semana 1 (actividad superligera), tendrás:
- Sesión 1: superligera
- Sesión 2: ligeramente superligera, pero aun así un poco más pesada
- Sesión 3: superligera y habría jurado que era ligera de tan menos ligera que era respecto a la precedente que era un poco menos ligera.

Zoom sobre
EL SOBREENTRENAMIENTO: 3 EJEMPLOS

▶ El crossfiter de 32 años que se entrena cinco veces a la semana y que curra 40 horas a la semana sentado delante de su ordenador. Está en modo sobreentrenamiento por intermitencia (resultados irregulares). Cuando empieza a sentir dolor, en vez de adaptar su carga de trabajo, su alimentación o incluso su sueño, se lanza al trabajo de ejecución o a los gadgets (poco probados) de recuperación. Adicionalmente puede tener problemas de erección.

Consejo: como en los casos siguientes, adaptar, reducir la carga de entrenamiento.

▶ El coach que da 20 horas de clase a la semana.

Tiene una necesidad permanente de estirarse. Tiene tendencia a adoptar técnicas de recuperación más o menos probadas (frecuentemente en alimentación, tipo BCAA) porque no tiene elección, es su trabajo. Consejo: ser particularmente honesto sobre su gestión de carga de trabajo a largo plazo (por ejemplo, no debe realizar todos los ejercicios de las sesiones de las personas a quienes hace coaching).

▶ La mujer joven que quiere perder peso a cualquier precio.

Está con frecuencia dispuesta a causar daños a su salud a medio y largo plazo para estar en forma a corto plazo. Típicamente, según se acerca el verano, empieza a comer menos de lo debido, compensa con mucho deporte, a veces sin un plan de entrenamiento preciso mientras lleva una alimentación deficitaria. Rara vez se lesiona, pero a nivel de ánimo acumula cansancio y estrés. Sobre todo, esta visión a corto plazo cíclico ancla sus costumbres a un efecto yoyó del cual le costará salir.

Consejo: priorizar un físico a largo plazo, quizás algo más redondo de lo que le gustaría (#*bodypositive*), con entrenamientos que se enfoquen en la ganancia de músculo y en una alimentación optimizada para el deporte (alta en proteínas) y variada. Consejo 2: el *summer body* es todo el año, es decir, es más sencillo mantener un equilibrio 12 meses que sufrir 3.

Esta periodización del entrenamiento tiene dos efectos principales:

-**En la moral**. Cuando las cosas se tuercen, resulta muy motivador saber que pronto seremos recompensados por un ritmo más guay.

-**En el físico**. Subir un escalón después del otro es más agradable que subir permanentemente una cuesta.

Me gusta también la idea de no estar siempre en el «siempre más» sino más bien en el «**siempre mejor**». Es así como observarás después de un mes que lo que era difícil, con una carga de trabajo equivalente, se habrá vuelto fácil.

> ### *Saber más*
> #### GESTIONAR LA CARGA DE TRABAJO EN FUNCIÓN DEL DEPORTE
>
> ▶ Fitness: el peso y la intensidad de los ejercicios son los mejores medios de disminuir tu carga de entrenamiento.
> ▶ Carrera: disminuye la distancia, el desnivel, la velocidad.
> ▶ Deportes colectivos: planifica tus períodos vacíos en función de la planificación de los partidos. Fuera de los períodos de competición o los partidos importantes, aprovecha para aflojar el ritmo y trabajar tu movilidad y musculatura profunda.

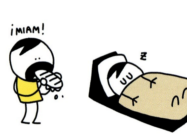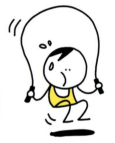

3 Tu modo de vida

▶ Recuerda: para reconstruir lo que el deporte ha destruido (ver capítulo 1), necesitarás una buena alimentación y una cantidad suficiente de sueño, ambos son indispensables para obtener resultados.

4 La ejecución de los movimientos

La cuestión de cómo realizar «correctamente» los movimientos está en el centro mismo del debate. Ya se trate de correr (¿ataque del talón o zancada con medio pie?), de fitness (respecto del eje y de las extensiones), de CrossFit (¿omoplatos fijos o relajados?) de yoga (espalda recta, hombros activos) o de cualquier otro tipo de ejercicio.

Paradójicamente, en el fútbol, nadie vendrá a darte la lata con tu técnica en los pases, ahí donde en el rugby se te haría comprender que hay que trabajarlo con urgencia.

En el tenis, te aconsejarán fácilmente posturas sensatas y poco importará la forma de tu cuerpo, mientras que en el golf te explicarán que no importa dónde cae la bola si no es tu *swing* el que la guíe de manera casi robótica. En boxeo, te repetirán sobre todo que estés en posición de guardia, incluso antes de enseñarte cómo dar un golpe.

En algunos medios deportivos, la ejecución puede estar en el centro de la atención (musculación, golf), mientras que en otros se priorizará la eficacia (fútbol, tenis, baloncesto) que «protege de la lesión». Se trataría de hacer bien la diferencia entre una ejecución limpia, que «protege de las lesiones» y una ejecución limpia que ayuda al rendimiento.

Pedirle a un principiante que tenga una ejecución perfecta del movimiento es el mejor medio para cogerle asco. Imagina tener que lograr el swing de Tiger Woods tras la primera clase de golf o el revés de Nadal después de 3 meses o incluso el penalti de Messi: es completamente imposible. Pero, por desgracia, mucha gente empieza la casa por el tejado, llevando cargas muy pesadas, con el riesgo de ejecutar mal. Con frecuencia se dirá de ellos que tienen una mala técnica, que van a hacerse daño. Pero yo diría lo contrario: lo que tienen es una mala carga, inadaptada a su técnica, aumentan su riesgo de lesión. La técnica se aprende con el tiempo. Pensamos que en seguida podremos llegar a levantar 80 kg, pero a veces son necesarios 5 años para tener una buena técnica.

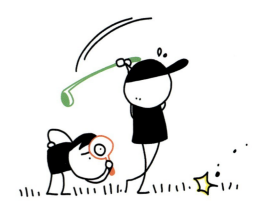

▶ En conclusión, empieza por descargar (en cantidad) antes de trabajar la calidad del movimiento.

5 El material

Para simplificar: incluso si tienes la raqueta de Nadal, no jugarás como Nadal. Pero si te presentas a la clase con un stick de hockey, no estás ayudándote precisamente. Tener el material adecuado es importante, pero sobre todo te aconsejo que tengas **el que esté adaptado a tu nivel**. Veo con demasiada frecuencia a aficionados con la panoplia completa de los profesionales. Y sí, muy mono, pero eso no hará de ellos buenos deportistas. Incluso creo que se tiende a culpabilizar a los principiantes que saben que van a ser malos, que van a arriesgarse a ser juzgados por los demás, ¡qué feooo!

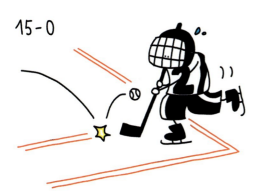

Propongo que todos los principiantes hagan ejercicio feos. Hala, ya lo he dicho. Esto nos permitirá tener unas señas de identidad. Pero a fin de cuentas, si eso les motiva, ¿por qué no?

6. Las técnicas de recuperación probadas

Aquí tienes los métodos de recuperación probados por la literatura científica, accesibles al gran público. Sin embargo, he de señar dos cosas a propósito de estas técnicas:

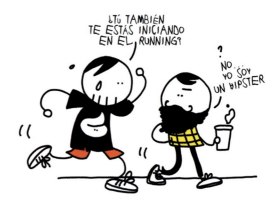

— Su eficacia es muy dependiente de las bases de tu pirámide (ver página 103). Si estás en sobrecarga, la crioterapia no te va a salvar: al contrario, te arriesgas a que enmascare las señales de dolor (recuerda que el dolor es sobre todo una información) que te permitirían cambiar tu ritmo de trabajo.

— En efecto, su eficacia está probada, pero está lejos de resultar milagrosa. Es decir que se ha podido probar una disminución de la sensación de cansancio, de la sensación de congestión, de una mejor calidad del sueño, etc. Per no que disminuya el riesgo de lesión. En cuanto al aumento del rendimiento, tampoco se observa nada muy significativo.

En fin, algunos verán beneficios reales, mientras que para otros el resultado será mínimo.

- **Crioterapia.** Permite disminuir la sensación de inflamación vinculada al deporte y por ello favorece la recuperación. Esto así escrito es muy bonito, pero en realidad, parecería que la inflamación después del ejercicio es necesaria para la cicatrización. ¿Entonces por qué impedirla? Y además quizás no sea necesario meterse a 200 grados bajo cero para sentir beneficios, una inmersión en un baño frío de entre 8 a 15 grados ya va bien.

- **Automasajes con rodillo.** Resultan beneficiosos para calentar y para recuperarse.

- **Estiramientos.** Depende de la gente (ver capítulo 10, página 175).

- **Electroterapia.** Resulta un buen medio de disminuir el mensaje doloroso, sin hacer nada.

7. Las técnicas de recuperación no probadas

Aquí podría citar un montón, desde alimentación a herramientas pasando por estados mentales. Para ser honesto, yo estoy totalmente a favor de las cosas no probadas científicamente, pero siempre y cuando respeten tres condiciones:

— Aplicar las bases de la pirámide ANTES de transigir.
— Que no cuesten una fortuna.
— Que no se conviertan en una adicción.

Por ejemplo, si alguien me dice: «me duele, lo único que me alivia es mi magnetizador» y que por lo demás come cualquier cosa, bebe demasiado, practica deporte de manera intensa una vez cada dos meses, se acuesta a las 2 de la madrugada y se levanta a la 1 de la tarde, le diría: «el magnetizador habrá colado, pero ahora tenemos que intentar poner orden en tu vida, de modo que te conviertas en actor de tu propia salud».

No digo que no crea en la terapia magnética, sino que pienso que **es mejor colocar nuestras elecciones y prioridades ahí donde sabemos que funcionan en vez de esperar a una solución milagrosa**.

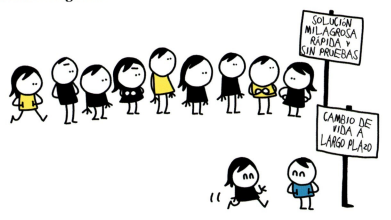

Podríamos debatir durante mucho rato sobre la razón por la que el ser humano tiene más tendencia a verse seducido por tratamientos milagrosos que por un replanteamiento profundo de su ritmo de vida. Pienso que esto viene de nuestra educación, donde la salud se ve como algo pasivo: «estás enfermo, es un problema, pero hay una solución que es el medicamento». Tal es así que acabamos por ocultar la noción de las buenas costumbres de la vida. Ojo, que no estoy diciendo que no haya que tomar medicinas. Al contrario, en la mayor parte de los casos, cuando un médico las receta es por un buen motivo.

Respecto a esto, estoy constatando cómo cada vez más gente, y por ello mis pacientes, se oponen a las medicinas por principio y a veces se ven con dolores crónicos que podrían haberse evitado si hubieran escuchado a médico.

▶ Si debes evitar tomar una medicina, has de saber EXACTAMENTE qué estás rechazando tomar y cuáles serán las consecuencias. Es un trabajo fastidioso, pero no te imaginas el número de pacientes que vienen a verme con dolores INFLAMATORIOS porque su caso no se arregla.

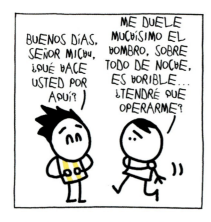
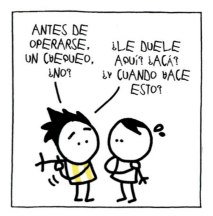
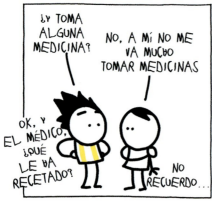
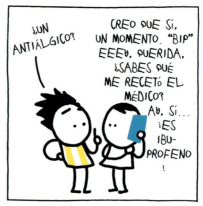
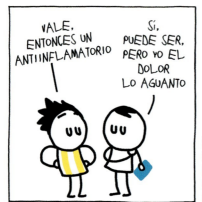
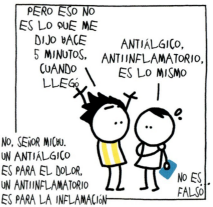

* ¿INCLUSO LO COMPRÓ PORQUE, POR SUPUESTO, VALÍA MENOS DE 2 EUROS?.

Y es que cuando se sufre de dolor inflamatorio es útil tomar antiinflamatorios (y pueden recetarte medicamentos gástricos para proteger tu estómago). ¡Habla con tu médico, farmacéutico o enfermera antes que con tus amigos la próxima vez! Porque es que esta conversación la he tenido 10 000 veces.

▸ En resumen, que no te hagas el químico, no pasa nada por no saberlo todo respecto a las moléculas (personalmente no tengo ni idea), pero antes de tomar una decisión en un sentido o en otro, infórmate por medio de personas competentes.

8 Los gadgets milagrosos vistos en las redes sociales

Creo que la respuesta a esto se sobreentiende con el título, ¿no? Para simplificar, el 99 % de estos gadgets son *fakemed*, productos que pretenden curar y que no curan nada.

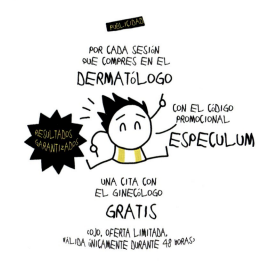

— Un producto con un código promocional en salud no existe.
— Un producto con aspecto demasiado bonito para ser verdad, es seguramente demasiado bonito para ser verdad.
— Un producto que está en promoción durante 24 horas huele mal.
— Un producto regalado por cada tres compras resulta sospechoso.

▸ Ya te habrás dado cuenta de que, de manera paradójica, si tuviéramos que establecer una pirámide de la comunicación de la salud por los medios de comunicación, sería literalmente la contraria a la que te he propuesto.

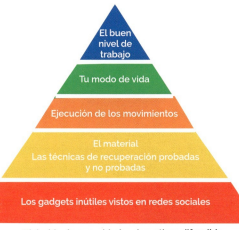

Pirámide de necesidades deportivas difundida en medios de comunicación

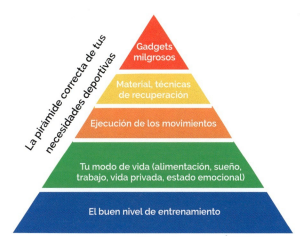

EL MOVIMIENTO
para conocerse bien

A veces no podemos movernos más, no sabemos por dónde empezar, y llegamos a un punto en donde tenemos hasta miedo a movernos. Aquí te paso unos ejercicios simples y eficaces que usan todos tus músculos.

3 ejercicios para los muy sedentarios

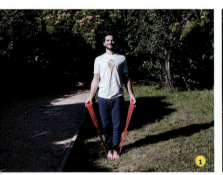
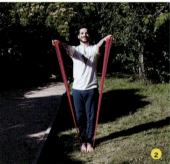

1 **Robot elástico:** ① Ponte muy recto. Coge una banda elástica (si no tienes, con la cinta de cierre de una bolsa de basura puedes ir tirando; te lo indico porque me lo han preguntado, ¡eh!). Los pies juntos sobre dicha banda elástica. ② Decía… Las manos suben, las palmas hacia el cielo, hasta el nivel de los hombros. ③ Sube una rodilla, y después la otra. ④ Y aquí, cuando la banda elástica venga a restallarte en la entrepierna, verás quién se ha burlado de quién. ¡AYYY! Perdón… Que se me va… A ver, sube las rodillas. 20 veces, todo 6 veces con 30 segundos de descanso.

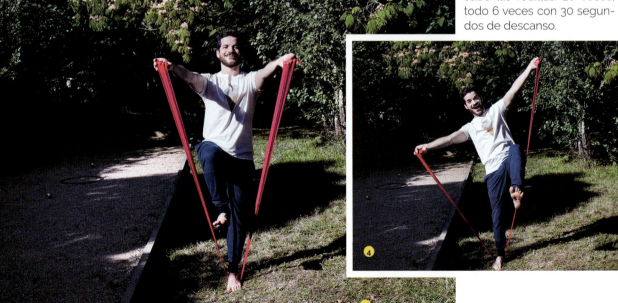

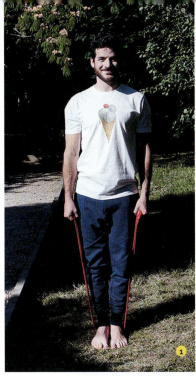
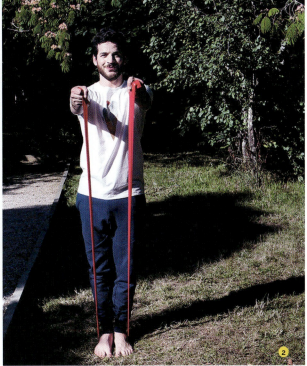
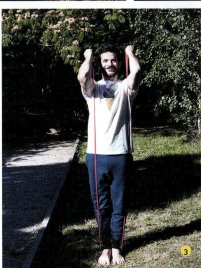
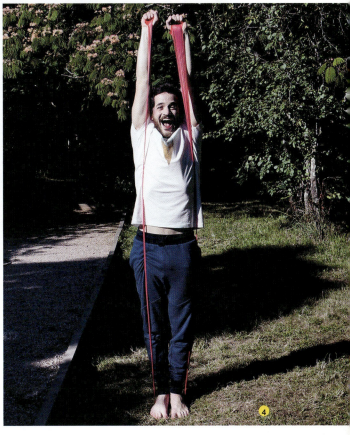

2 **Recto como una I:** Aquí te propongo un medio de fortalecer espalda y brazos.

② Sube los brazos delante de ti como si sujetaras unos palos de ski.

③ Lleva las manos hacia atrás como si tocaras tus hombros.

④ Empuja las manos hacia el cielo.

¡Hala, ya estás listo para hacer aterrizar un A380 en tu jardín! Hay que hacerlo x 20 x 8, 30 segundos de reposo.

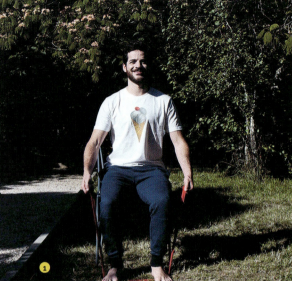
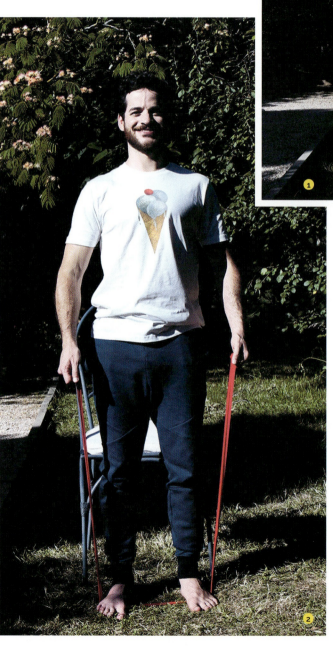

3 **Sentado-de pie:** Vale, ahora que estás empezando a apreciar la bandita de marras, puedes:

① Sentarte colocando tus pies encima.

② Levantarte.

Realiza esta misma operación 20 veces, y después toma 30 segundos de descanso. Todo 8 veces.

2 ejercicios para los muy activos

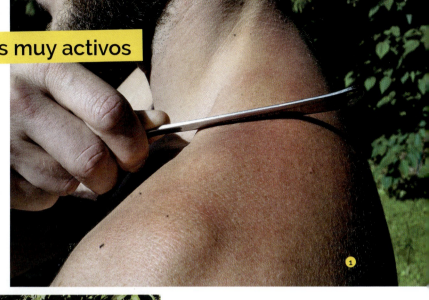

1 **Automasaje de trapecio:** Toma la parte plana de un tenedor, o el lomo de un libro, o una cuchara de madera. En fin, cualquier cosa que puedas sujetar con la mano (un huevo no vale, te arrepentirías pronto) e inclina la cabeza hacia un lado. Masajea para favorecer el riego sanguíneo de abajo a arriba, realizando todo tipo de lijados. 30 segundos.

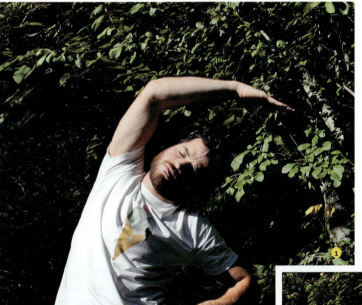

2 **Estiramiento del cuadrado lumbar:** Sentado en posición del sastre o en forma de «S», inclínate hacia el lado, dejándote caer de modo que abras el costado.

Inspira y espira profundamente 6 veces. Haz lo mismo en el otro lado.

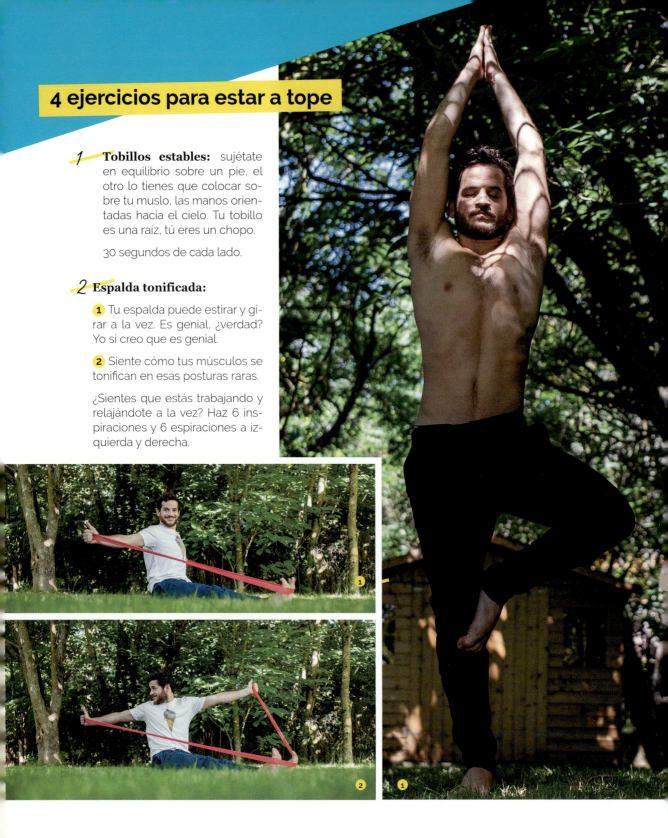

4 ejercicios para estar a tope

1 Tobillos estables: sujétate en equilibrio sobre un pie, el otro lo tienes que colocar sobre tu muslo, las manos orientadas hacia el cielo. Tu tobillo es una raíz, tú eres un chopo.

30 segundos de cada lado.

2 Espalda tonificada:

① Tu espalda puede estirar y girar a la vez. Es genial, ¿verdad? Yo sí creo que es genial.

② Siente cómo tus músculos se tonifican en esas posturas raras.

¿Sientes que estás trabajando y relajándote a la vez? Haz 6 inspiraciones y 6 espiraciones a izquierda y derecha.

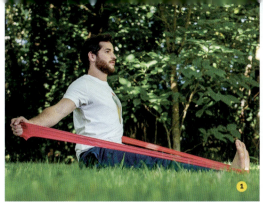

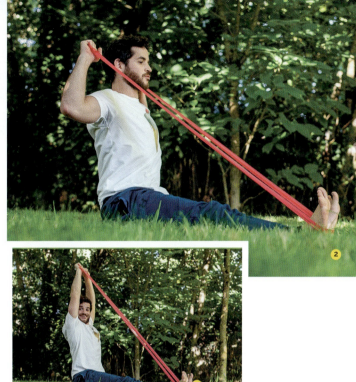

3 Hombros estables:

1 Estás sentado. Todo bien de momento. ¿No te has dado aún un latigazo con la banda elástica ni en un pie ni en la cabeza? A ver si dura...

2 Coloca tus brazos en apertura, tu codo apuntando horizontalmente.

3 Haz un movimiento de rotación externa del hombro (el codo se queda horizontal, solo sube la mano), fortaleces el manguito de los rotadores. Y eso es estupendo. 10 veces, 8 series, 30 segundos de descanso.

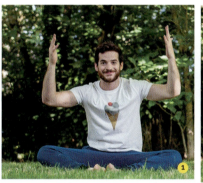

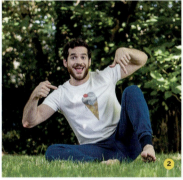

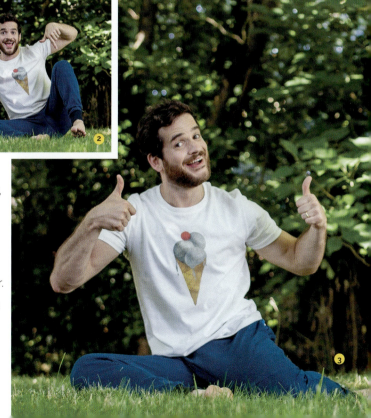

4 Caderas flexibles:
Tener caderas flexibles, ¡es la libertad! Mira qué aspecto más feliz tengo en la foto, y no estoy haciendo gran cosa tampoco.

1 Me he sentado en posición del sastre.

2 He levantado un pie y una pierna sin caer.

3 He girado mi rodilla hacia dentro y mi pie hacia fuera.

Y entonces he vuelto a mi posición inicial antes de hacer lo mismo del otro lado. Todo 30 veces.

4 estiramientos para relajarse

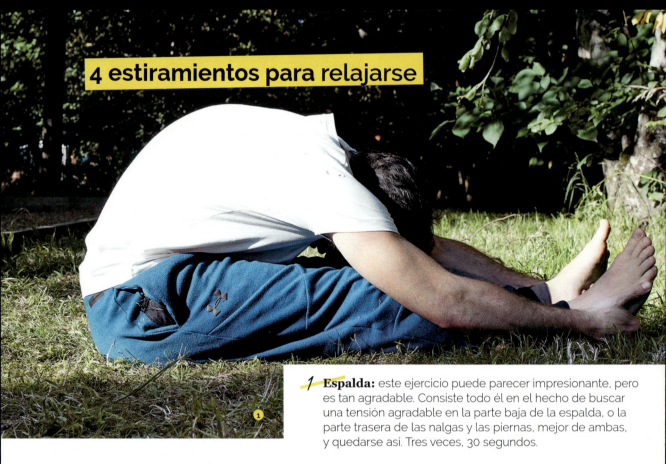

***1* Espalda:** este ejercicio puede parecer impresionante, pero es tan agradable. Consiste todo él en el hecho de buscar una tensión agradable en la parte baja de la espalda, o la parte trasera de las nalgas y las piernas, mejor de ambas, y quedarse así. Tres veces, 30 segundos.

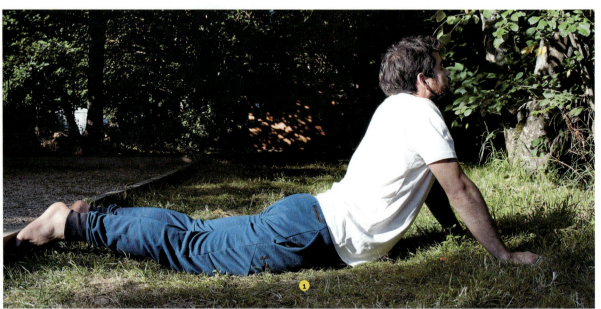

***2* La esfinge:** ejercicio perfecto para quienes están sentados todo el día. Estírate sobre tu barriga, con las palmas de las manos y la frente en el suelo. Al espirar, lleva la coronilla hacia tus nalgas, doblando bien la espalda, con los brazos estirados. 10 inspiraciones y espiraciones máximo.

3 Pectorales: cualquier parecido con el cuadro de Leonardo da Vinci es totalmente fortuito ;-) Aquí tu mano de detrás está colocada en el suelo, mientras que la otra mano lidera una rotación hacia el pecho. Sentirás que te tira en ambos brazos.

Haz 6 inspiraciones y espiraciones.

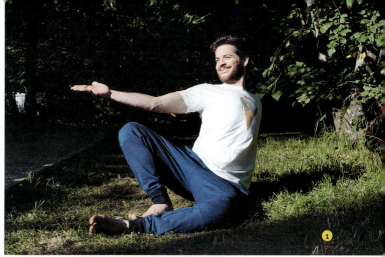

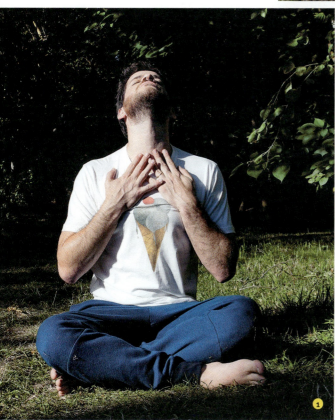

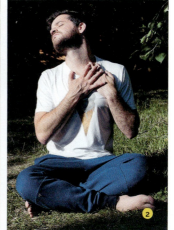

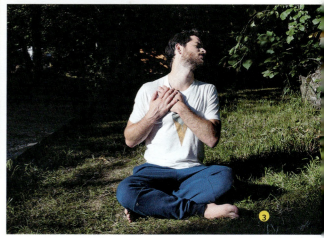

4 Currarse el cuello: cuando estamos todo el día con la cabeza hacia delante (por las pantallas), nuestros músculos del cuello, sobre todo lo que los envuelven (las fascias) se tensionan.

① Vuelve a darle movimiento posicionando tus manos en los lados, justo bajo tus clavículas, y empuja hacia abajo con las manos.

② Pon tus manos a la izquierda e inclina la cabeza a la derecha.

③ Lo mismo del otro lado.

Aguanta 30 segundos en cada lado, ¡te va a encantar!

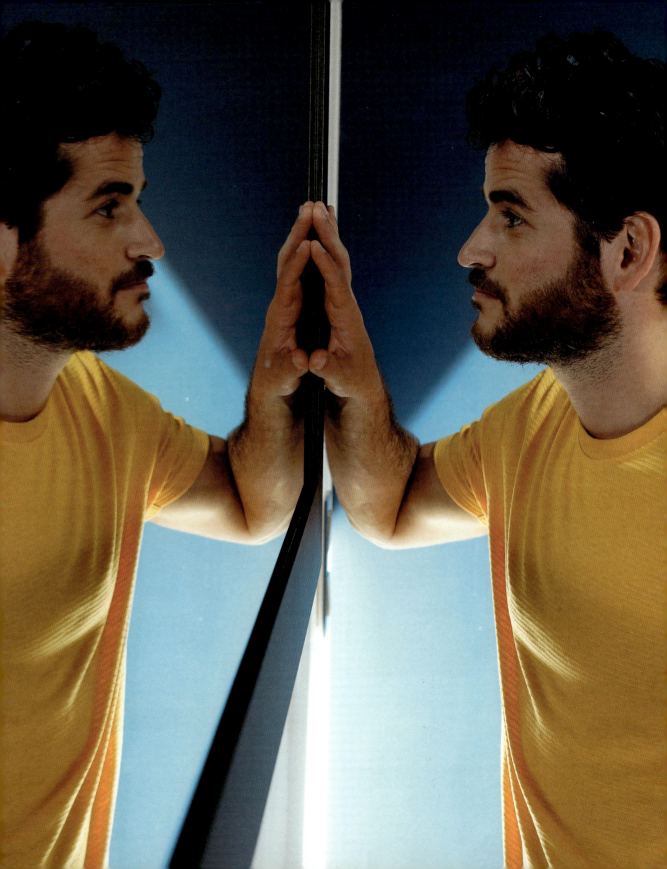

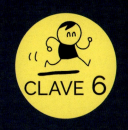

ACEPTARSE Y RECUPERAR EL CONTROL

Cuando no nos gusta nuestro cuerpo, sentimos dolor, estamos cansados

Este es mi capítulo preferido. A ti, capitulillo, tengo ganas de darte las gracias, ya que ahora voy a hablar de la vida de verdad. Voy a hablar de esa persona que está repleta de buena voluntad, pero que está harta de su cuerpo, y que pasa su tiempo viendo cuerpos danone en Instagram y otras redes sociales y que se pregunta dónde está el cuerpo que ella merece, y cómo conseguirlo…

Nosotros, profesionales de la salud, tenemos la costumbre de disociar salud y estética. ¡Menudo error! El bienestar es físico Y MENTAL. El hecho de sentirse bien en su propio cuerpo, de encontrarse guapo y de aceptarse, es esencial para la salud.

Ojo que tampoco estoy hablando de belleza en el sentido plástico del término ni de belleza como en Instagram, estoy hablando de belleza honesta, de decirse: «sí, tengo 2 hijos, curro 40 horas a la semana, tengo una carga mental tal que me arriesgo a una crisis cardíaca, y sin embargo, cuando me miro en un espejo, me gusto».

No hablo de egocentrismo, de egoísmo ni de megalomanía. Hablo de aceptación de uno mismo, de resiliencia. Hablo de dejar esa diabólica y malsana comparación con los otros, que nos arruina la vida. Porque aceptar tu cuerpo, querer tu cuerpo, ¡hace tanto bien! Y mover un poco el culo, para tener la piel un poco más firme, la tripa un poco más plana, unos brazos un poco más firmes, hace bien a la moral.

Me gustaría que dejáramos de contraponer el *body positive* y el deporte. Podemos tener una talla 44, hacer 5 horas de ejercicio a la semana, tener celulitis y sentirnos legítimas, bien en nuestro cuerpo. El deporte, la belleza, la superación de uno mismo no están reservados a los cánones de Instagram. ¿Está bien? ¿Te he motivado? Hala, pues saca los leggins esos fucsias que tienes arrugados al fondo del armario, ¡y pon la música!

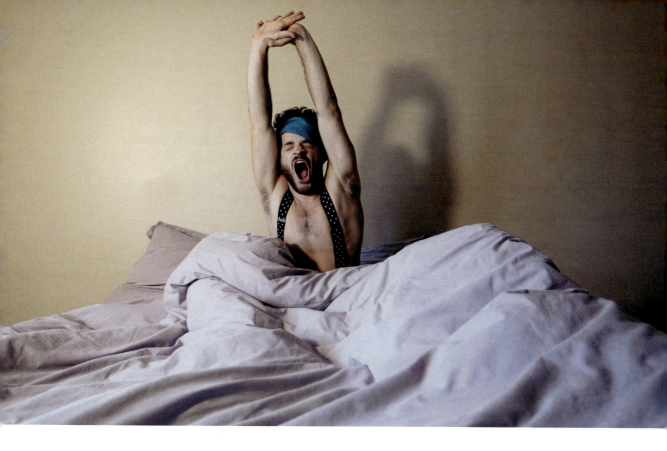

¿Pero por dónde empezar?

Antes de saber si tienes que hacer repeticiones excéntricas del superset de HIIT del *hip thrust* (sí, soy un sabihondo), vamos a hablar de las bases.

- **Ejercicio:** 2 a 3 veces a la semana durante entre 30 minutos y 1 hora, 40 semanas al año.
- **Comida:** ¡una alimentación equilibrada! No eres un conejo, así que la ensalada está muy bien, pero tienes que llenar tu plato. No estoy diciendo tampoco con esto que te pongas a engullir pasta y pizza a mansalva.
- **Dormir:** ¡la clave! De noche recuperas y reconstruyes. No dormir resulta muy estúpido.
- **Reír:** es la clave de la que nadie habla. No puedes construir buenas costumbres si no disfrutas de ellas.

Estas son las bases. Tienes que integrarlas, es decir, organizar tu semana para poder tachar las cuatro casillas.

Vamos a empezar despacio, viéndolas en detalle de una en una.

EL PODER DE LAS COSAS SIMPLES
Mover, comer, dormir, reír. Repeat.

1 Moverse

Para encontrar el deporte que te guste, elige en función de tus objetivos. En efecto, cada deporte tiene sus ventajas y sus inconvenientes.

- **Objetivo *fun*:** todos los deportes colectivos aunque seas malísimo (balonmano, volley, fútbol, rugby, etc.), y los deportes al aire libre (escalada, running, senderismo, etc.).
- **Objetivo bienestar:** yoga, pilates, musculación.
- **Objetivo «gran desahogo»:** CrossFit, deportes de combate.
- **Objetivo competición:** cualquier deporte.
- **Objetivo estético:**
    — Si quieres un físico tipo *fit* => fitness.
    — Si quieres un físico flaco => ojo, estar delgado y estar flaco no es lo mismo.

Si quieres estar flaco con el deporte, no hace falta decírtelo, es imposible: el deporte, incluso el ultrarresistente, hace ganar músculo. Si lo que quieres es un físico en plan Kate Moss, o es tu fisiología (vamos, que has nacido así), o tienes entonces que comer de menos, lo que resulta perjudicial para la salud. Ojo, que no estoy diciendo que todos los perfiles alargados se alimenten de menos o sufran problemas compulsivos alimentarios, todo lo contrario. Lo que digo es que, personalmente, ya puedo comer mucha sopa o hacer mucho baloncesto, que seguiré midiendo 169 cm. ¡Y es que mi genética es así! No es ni bueno ni malo, es así y ya. Forzar la naturaleza para obtener un físico para el que tu cuerpo no está hecho es malo para la salud física y mental.

Zoom sobre
ERRORES FRECUENTES: ¡NO CAIGAS EN LA TRAMPA!

- Querer hacer natación por pensar que es menos traumatizante (ver capítulo 1).
- Querer dejar de comer, de dormir, y hacer más deporte.
- Tener miedo de ganar demasiado músculo.
- No poner suficiente intensidad.
- Meter demasiada intensidad.
- Esperar resultados inmediatos.
- No escuchar a tu propio cuerpo.
- No variar suficientemente los ejercicios.
- No atreverse a decir cuándo algo no va bien.
- Continuar a pesar del dolor.
- Abandonar.
- Querer adelgazar a cualquier precio.
- Querer adelgazar rápidamente.
- Practicar un deporte que no nos gusta, rodeado de gente idiota, para adelgazar.
- Pensar que lo sabemos todo. O al revés, pensar que no sabemos nada.
- Centrarse en detalles.
- Cambiar de método cada dos semanas.
- No entrenar, culpabilizarse, y entrenar después 3 veces de más para castigarse.
- Castigarse.
- Querer castigarse.
- No mirarse más.
- Hacerse un selfi chorreando, subirlo, arrepentirse de haberlo subido, quedarse sin batería para poder borrar la foto, beber sangría para olvidar.
- No activar el suelo pélvico.
- Tener fugas de orina y no hablarlo con nadie.
- Mearse en la ducha en vestuarios colectivos. En esta misma línea, ir a la ducha con papilomas.
- Entrenar con gastroenteritis.
- Subir una foto de un *press* de banca escribiendo «la reina de todas las fuerzas es la que sucede dentro de ti cuando tienes recursos insospechados que son importantes aunque no los veas» [Miguel, que no eres Góngora, colega].
- Aplastar a los otros.
- Compararse con los otros.
- Compararse con lo que quisiéramos ser.
- Fijarse objetivos imposibles de realizar.
- Continuar aunque nos duela para alcanzar los objetivos.
- Tatuarse *no pain no gain*.
- Quererlo todo rápido sin hacer nada, y comprarse trapos en Zalando porque no obtenemos resultados.
- Comprar fajas.
- Comprar ropa para sudar.
- Comprar electrodos para ganar músculo mientras comes patatas de bolsa.
- No querer sudar.
- Culpabilizar.

Si lo que quieres es adelgazar –no hablo de perder peso en una báscula sino de obtener una silueta más fina–, el fitness será más eficaz y te dará resultados más rápidos que los deportes de resistencia.

El adelgazar es un tema complicado, así que vemos la diferencia entre delgado y flaco.

Estar flaco es tener un cuerpo con «cero grasa», alargado, en el que podemos ver los relieves óseos. Si no está en tu genética, obtener un cuerpo así te costará por desgracia mucho sufrimiento físico, mental y social. Al contrario, otras personas podrán obtenerlo fácilmente realizando relativamente pocos esfuerzos; la trampa es pensar que es su modo de vida lo que les permite estar así, que sus resultados son fruto de su «trabajo»: ten siempre en mente que sus genes ya les están ofreciendo una ventaja anticipada. La naturaleza es injusta, no estamos todos en el mismo nivel.

Estar delgado es ser «estrecho», aunque se noten las formas. Para obtener este físico, hay que unir el ejercicio, una alimentación y un ritmo de vida sanos. Siempre quedará alguna redondez aquí o allá, pero normalmente, todo el mundo puede conseguirlo con el tiempo.

2 Comer: ¡viva el equilibrio!

En nutrición, como en todo, hay distintos consejos, incluso a veces opuestos. Por mi parte, lo que pienso es que es importante privilegiar siempre una alimentación variada, escucharse, ser razonable. Tenemos que conseguir no frustrarnos, sin por ello caer en conductas excesivas. Recuerda: el exceso en todo perjudica, el exceso lo perjudica todo. Podemos autorizarnos ciertos excesos por buenos motivos: un aperitivo con amigos, una buena cena con tu pareja (aunque sea un martes por la noche). Pero hay que evitar caer en una relación malsana con la comida, que se convierta en un refugio de tu malestar o, al revés, en la fuente de tu frustración.

Para mí, más vale ejercitar los músculos que encadenar regímenes que al principio hacen perder peso... ¡para volverlo a coger después! Aparte de meter al cuerpo en situación de déficit, lo que podrá tolerar durante cierto tiempo, harás que tus músculos pasen hambre. Así que la siguiente vez que comas, el cuerpo, que es muy listo, acumulará...

Recuerda: la operación bikini, al cuerpo se la suda. A él lo que le interesa es simplemente no morir. Así que mi recomendación es la siguiente:

— Primero haz músculo.

— Come un poco menos pero mejor, aumentando tu aporte proteico (ve a ver a un dietista-nutricionista).

— Aumenta tu actividad no deportiva (coge menos el coche, muévete con más frecuencia aunque no sea tan cómodo, etc.).

— Y de 3 a 6 meses después, una vez que estés bien de músculo, sigue así ;)

▶ **¿Por qué aumentar las proteínas?**

Porque es muy difícil ganar músculo y perder grasa a la vez.

En realidad, para fabricar músculo, es necesario un ligero aumento calórico, pero para perder grasa, hace falta un déficit. Así que más vale ganar un poco de peso (de músculo) antes, y después perder (peso). Son las famosas «ganancias de masa» de las que seguramente ya hayas oído hablar. **La idea es tener suficiente músculo para poder comer sin tener que comerte el coco.**

Te explico: para vivir, el músculo gasta energía. Incluso en reposo. Su mera presencia implica que, aunque no hagas nada, bah, es como si estuvieras haciendo deporte. Así que, aunque parezca increíble, te aconsejo ganar músculo.

Bueno, dicho así, no es muy complicado. Pero va a llegar ese momento HORRIBLE en el que verás cómo tu peso aumenta. O darte cuenta de que ya no cabes en tu ropa. Y ahí, con mucha frecuencia, al cabo de un mes, lo dejas, porque crees que hacer deporte no funciona mejor que hacer dieta. ¡Pero los resultados van a llegar, no te rindas! Ponte fechas y asesórate por profesionales.

Zoom sobre
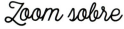
EL APORTE DE PROTEÍNAS PARA GANAR MÚSCULO

Para ganar músculo («mazarse», para nuestros amigos poetas), lo recomendable es tener un aporte suficiente de proteínas, aporte descrito con ciertas variantes según la literatura. A pesar de todo, podemos contar con 1,6 g/kg de peso del cuerpo para un hombre, 1 g/kg para una mujer.

¿Qué pensar de los batidos de proteínas que podemos ver por todas partes en Instagram? No se trata de «dopaje» y no es tampoco obligatorio tomarlos para ganar volumen. Son proteínas en polvo que permiten recibir un aporte proteico suplementario que no te aportaría tus comidas habituales.

A menos que tu cuerpo sea tu herramienta de trabajo, te desaconsejo contar el número de calorías ingeridas. A lo peor, te arriesgas a acabar con problemas del comportamiento alimentario, a lo mejor, tampoco te aportará gran cosa.

En cambio, tener una idea general de lo que pones en tu plato y en qué cantidades sí resulta pertinente.

3. Dormir

Es EL punto clave más subestimado... porque consiste en no hacer nada. Y como vivimos en una sociedad en la cual no solo hay que estar permanentemente activo, sino además contar hasta qué punto estamos activos, no hacer nada se ha convertido en *has been*. ¡Es completamente idiota! Dormir es una necesidad vital. Así, acostarse pronto, está bien, y NO HACER NADA los domingos también está bien.

Me parece una locura cuando escucho a gente al borde del *burnout* decir «estoy agotado, no consigo descansar, siempre tengo algo que hacer». Estas personas se han olvidado de no hacer nada. Hasta tal punto que, cuando lo intentan, la «nada» les da pánico. Rellenan esa nada con otras nadas que no sirven de nada. De manera bastante sorprendente, son las mismas personas que están todavía a las 2 de la mañana delante de una pantalla para «desconectar» un poco.

Con estas personas soy radical, e intento provocar una toma de consciencia diciéndoles «cuando te mueras, ¿qué quedará de ti, crees que te harán un monumento en el curro, crees que la revista Casa te felicitará por haberlo tenido todo ordenado 24 horas al día, crees que te darán un premio Nobel por haber currado el sábado por la noche y contestado emails? No, cuando te mueras, te llorarán, más o menos. Y te olvidarán. Entonces... ¿por qué te haces tanto daño queriendo hacer tanto? ¿Todo el tiempo? ¿A quién estás queriendo impresionar? Porque esta carrera perpetua hacia la perfección no tiene fin, nunca. En cambio, te utiliza, te agota y acaba por echarte sobre los hombros una responsabilidad tan pesada que la menor tarea se vuelve imposible de realizar».

Nos hacen creer que somos únicos, que somos capaces de grandes cosas, pero nos olvidamos de las pequeñas. Las pequeñas cosas para uno mismo.

Zoom sobre
TOMAR TIEMPO PARA UNO MISMO

¿Cuándo fue la última vez que tomaste 10 minutos para ti, solo para ti? No hablo de hacer scroll en redes sociales o de jugar al *Candy Crush*, sino de tiempo para ti.

Nos preguntamos por qué nuestra sociedad va mal, pero vamos cada vez más y más rápido, queremos más y más, y sin embargo, es justo todo lo contrario lo que haría falta. Tener menos pero más tiempo. Tener tiempo y amor. Para ti y para los demás.

— Deja tu teléfono por ahí y no lo mires.
— Apaga las pantallas una hora antes de dormir y no las mires en la cama.
— Cómprate un despertador, para no tener el teléfono a 30 cm de tu cabeza y estar tentado de mirar las últimas notificaciones.
— No respondas para decir «te llamo en cinco minutos».
— No escribas 25 mensajes de WhatsApp para no decir nada.
— Abre un libro. Regala libros. Sobre todo a los niños.
— Corta las redes sociales sobre las 10 de la noche.
— Aprecia el no hacer nada.
— Atrévete a decir que no.
— Si no puedes, no te justifiques.

4 — Reír

Reír es el auténtico dejarse llevar. Pero siempre y cuando sea risa auténtica: no hablo aquí del medio rictus que esbozamos cuando escribimos «LOL» o «jaja» en nuestras pantallas. Hablo de reírse de verdad. De la risa que no te vuelve idiota. Reírte no te convierte en débil, reír te hace feliz.

No sé en qué momento se volvió guay el poner cara de mala leche, no sé en qué momento empezamos a admirar a esas estrellas, esas modelos, esos actores, esos cantantes, que ganan millones viviendo de su pasión, pero que acuden con una cara larguísima cuando les invitan a noches de gala. ¿Por qué hacen eso? Tengo ganas de decirles: si os hace sudar así ir a la noche de los Oscars, marchaos a casa, relajaos, comed galletas con chocolate como todo el mundo y volved cuando estéis contentos.

Parecería que la felicidad se ha convertido en *has been*. La única felicidad que vemos es la falsa de la publicidad de coches, comida o cualquier marca (de ropa, alimentación...), que quiere comprarse una buena consciencia.

Por el contrario, considero que sonreír es muy importante. Con frecuencia. Es contagioso: si te ríes, los otros también reirán. Y cuando estás de morros, ¡que sea de verdad! Es esencial expresarse, dejarse llevar. Quédate en el instante, respeta tus emociones, estate alerta y atento a las cosas buenas. Si no funciona, toma los problemas los unos después de los otros, y si no tienen solución, intenta pasar a otra cosa. Y además, tenemos derecho a sentirnos heridos, frustrados, tristes, rabiosos; lo importante es llegar a expresar lo que no va bien y no malgastar la energía rumiando interiormente.

Las emociones tienen un poder increíble, úsalas para construirte, alimentarte, en realidad, un poco como el dolor.

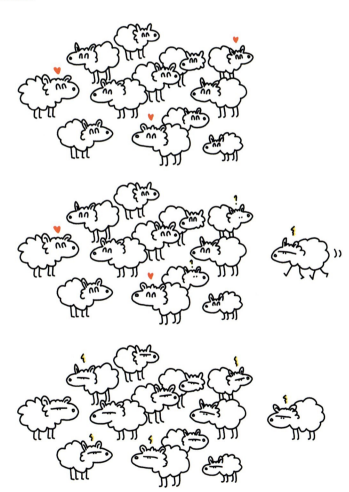

LA RUTINA DE BIENESTAR DEL CEREBRO

Meditación, gratitud y deporte

Ahora que hemos enunciado las fuentes de desequilibrios cotidianos en nuestro bienestar, te propongo que te reapropies del poder fabuloso de tu cerebro. ¿Cómo? Gracias a tres estupendas herramientas: la meditación, la gratitud y el deporte (sí, otra vez).

1 La meditación

Me he inclinado particularmente por la meditación, disciplina muy de moda, que practico desde hace ahora un año de manera casi asidua. Probablemente uno de mis mejores descubrimientos…

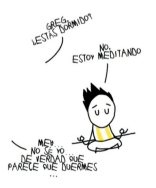

Di vueltas durante mucho tiempo alrededor de la meditación, que clasificaba en alguna parte entre la religión, la pérdida de tiempo y la posibilidad de un segundo soplo para mi cerebro. Me equivoqué.

Como todo buen científico, para estudiar los beneficios de la meditación, entré en la web de la biblioteca nacional americana de medicina (PubMed). Puedes entrar también, el acceso es gratuito. Esta web da acceso a TOOOODAS las publicaciones científicas, tiene mucha chicha. Podríamos pensar que la meditación es una cosa turbia, reservada a cuatro tipos al fondo del Himalaya, ¡pues no! PubMed tiene más de 5800 estudios científicos sobre este tema. Los efectos de la meditación, en efecto, son no solo eficaces sino también muy variados: disminución del estrés, ayuda a la concentración, disminución de los síntomas depresivos, aumento del rendimiento deportivo, disminución del dolor, aumento de la atención, etc. Genial, ¿no?

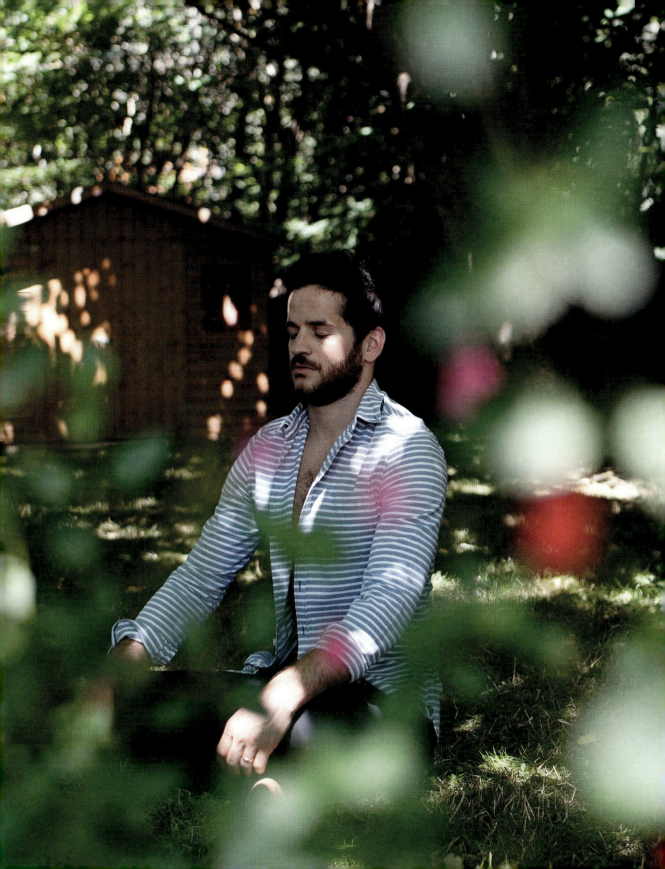

Bueno, entonces... ¿qué es la meditación? La meditación es el instante presente [*OK, dicho así, suena raro*]. La meditación da realmente la impresión de estar conectado con el todo y con uno mismo [*sí, suena aún peor*].

Meditar permite sentir la vida [*desvarío, pero no tanto*].

Meditar es escuchar, sin escuchar demasiado. Es vivir y no sobrevivir.

Es tomarse tiempo y considerar cada segundo de vida como un regalo. Meditar es bajarse del tren de una vida infernal y trazar tu propia vía.

Meditar mola. Pero meditar es algo en lo que la puedes cagar. Porque meditar no se consigue. No es ni una carrera ni una receta, es una cita con uno mismo. Una cita con el presente, y eso, produce mucho bienestar.

Vale, así que ahora te propongo que medites. Coge tu móvil, vete a YouTube y busca un vídeo de meditación en consciencia plena para principiantes.

Inténtalo, te espero. De verdad. Venga, va. Hazlo.

(...)

¿Ya? ¡Que lo compruebo, eh! Anda que no hay tramposillos...

(...)

Bueno, si no has hecho trampas, siento acusarte injustamente. Pero en realidad, debo confesarte que no tengo ningún método para verificar si lo has hecho o no. Saltar las líneas con puntos suspensivos es el modo más persuasivo que he encontrado para hacerte creer que te vigilo desde mi libro. Y ahora me siento culpable.

Bueno, ¿cómo estás? OK, guay...

Me acabo de acordar de la historia de un tío que decía todo el tiempo «guay» así, cuando se sentía mal. «Guay, guay, guay», decía. Y no era nada «guay» decir «guay» así, al revés, tensaba a todo el mundo.

Guay... Guaaaay guaaay guaaaay...

¡Ah! Si ya has meditado, te habrás reído con esta bromita; si no te has reído, es que sigues estresado y por lo tanto es que no has meditado. ¡Jajaja, te pillé! Te conozco de memoria, sí, sí. Desde el principio del libro, he aprendido a conocerte. ¡Pues claro que es posible! Te lo juro.

¿Seguimos? Guay guay guay...

2. La gratitud

Llamada también el reconocimiento. Seguramente ya habrás oído hablar del diario de la gratitud que algunas personas realizan, en el cual hay que escribir cada día cinco cosas (o más, o menos) por las cuales estamos agradecidos.

Por ejemplo, esto es lo que pondría en mi diario de gratitud en el momento de escribir estas líneas:

— Estoy agradecido de tener a mi hija, que duerme a mi lado.
— Estoy agradecido de haber trabajado siete días de siete durante 15 días y de haber previsto un día completo de descanso.
— Estoy agradecido de tener una nevera repleta de productos frescos.
— Estoy agradecido de sentirme libre.
— Estoy agradecido de poder escribir estas líneas.

La gratitud se aplica tanto a las cosas grandes como a las pequeñas cosas de la vida. De hecho, lo que funciona en este ritual de gratitud, es tomarse el tiempo (¡sí, ya es manía!) en escribir lo que te hace feliz. Porque al nivel de tu cerebro, este ritual permite segregar endorfinas y serotonina (hormona del bienestar), y contribuir de ese modo a disminuir el estrés.

> **Zoom sobre**
> **CUADERNO DE GRATITUD: MODO DE EMPLEO**
>
> ▶ Empieza por ofrecerte un bonito regalo a ti mismo: un cuadernito, un bloc.
>
> ▶ Colócalo junto a tu cama y nada más levantarte o antes de acostarte, escribe tus cinco reconocimientos. No hace falta tampoco escribir un tocho.
>
> ▶ Vuelve a leer tu cuadernito de vez en cuando.

3. El deporte

Hemos hablado mucho hasta ahora del aspecto físico del ejercicio. Pero hacer deporte tiene otro impacto: se trata del mejor antidepresivo, del mejor medio de prevenir las enfermedades cardiovasculares, del mejor medio de encontrarse con el ser amado (¡junto al trabajo!), del mejor medio de sudar y del mejor medio de prevenir las complicaciones asociadas a la diabetes. ¡El ejercicio físico hace todo esto a la vez! Y encima, es gratis (casi siempre). En fin, por todos estos motivos, sería una lástima pasar de él.

Hacer deporte también es positivo desde un punto de vista hormonal, disminuye los dolores crónicos y permite mantener la autonomía de las personas mayores, además de resultar ideal para el desarrollo físico y social de los jóvenes y para vaciar la cabeza antes o después del curro.

Es muy simple: el deporte, el movimiento, ¡es la vida!

AMA TU CUERPO,
aunque sea imperfecto

Me gusta la idea de que la relación con el cuerpo se asemeja a una relación de pareja.

Una relación de pareja no siempre es perfecta, como en los primeros días, como en las comedias románticas. En una pareja, como en nuestro cuerpo, hay altibajos. Hay enfermedades y peleas, cambios y tempestades: la vida no es un río largo y tranquilo. Si centras tu atención en todo lo que no funciona en tu pareja, o en tu cuerpo, entonces pierdes el amor por lo otro. Más vale aprender a escuchar al otro, sin juzgarlo; más vale cambiarse a uno mismo y empujar al otro a cambiar para que juntos podáis seguir queriéndoos.

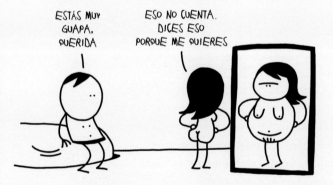

En definitiva, todo es una cuestión de valor: cuando nos enfrentamos a las pruebas que nos pone la vida, a las fantasías de una vida donde todo es mejor fuera, donde todo lo de fuera parece más excitante... ¿qué valor damos entonces a nuestra pareja? De igual modo, ¿qué valor le damos a nuestro cuerpo cuando las cosas se complican, si hemos perdido de vista la perseverancia, la paciencia, y ya únicamente soñamos con resultados rápidos y milagrosos que se nos prometen todo el tiempo? Me parece absolutamente necesario que preservemos un cierto número de cosas para no perder de vista estos valores esenciales.

Este miedo a estar perdiéndonos algo nos hace pensar que lo de fuera es siempre mejor. Y acabamos por ver únicamente lo negativo en nosotros. En nuestro cuerpo, en nuestra pareja. Por supuesto, en la vida no todo es del color de rosa, pero si sigues viendo únicamente tus michelines, tus pequeños fastidios, tus pequeñas contrariedades que son la base misma de la vida, imaginando que fuera no existen, en los demás, entonces estarás siempre insatisfecho. El bienestar se construye a largo plazo, empezando por ti. No dejes a los otros, a los desconocidos de las redes sociales, que te alejen de ti mismo.

La fábrica de complejos

Mi día a día está en ver cuerpos, todo tipo de cuerpos. Y siempre me sorprende comprobar cómo la gente, a causa de un michelín, de pelos de más o de una cicatriz, no están «dentro de la norma». Conozco los entresijos de los medios de comunicación, y puedo asegurarte una cosa. Los pelos, los michelines y las cicatrices que no vemos, SON LA NORMA. Y me encuentro literalmente fascinado de constatar cómo deformando la realidad podemos dar lugar a complejos fuertemente anclados en personas completamente normales.

La cosa es más o menos así:

Imagen de la mayoría de la gente

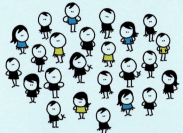

Imagen de los que vemos en los medios

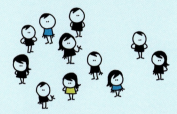

Después de la luz adecuada

Después de Photoshop

Después del descarte de 3500 fotos

O sea, ¿cómo puede una única imagen representar las 200 000 eliminadas?

Eso es más o menos algo así como decir «el partido de Mbappé en la final de la copa del mundo de fútbol es la norma de este deporte».

El problema es que en los medios de comunicación SOLO vemos esto. Y en vez de tener la impresión de que se trate de un caso de cada 200 000, nuestro cerebro nos da la sensación de que ese caso excepcional es la norma. Nuestro cerebro se cree lo que ve. Y ese cuerpo ligerito de ropa que parecería «perfecto» lo mira mucho, lo mira demasiado. Y es casi la única fuente de imágenes de representación que vemos (¿a que no ves tanto de esto en la vida real?), parecido a cuando los adolescentes se creen que el porno es la norma. Es aquí donde la excepción se vuelve la «norma». No dejes que la «norma» se vuelva la excepción.

Y desconfía de tres cosas:

1. **Las dietas milagro**: las típicas antes-después siempre increíbles y rápidas, en las cuales tenemos siempre muchas ganas de creer. Desconfía de los truquitos (Photoshop, luz), y sé consciente de lo que se llama el «sesgo del superviviente», que consiste en sobrevalorar las probabilidades de éxito de un proyecto concentrando la atención en los sujetos que lo han logrado, pero que realmente no son sino excepciones estadísticas (los «supervivientes»).

2. **El rechazo al envejecimiento**: ya habrás oído esta frase al volver a ver a una estrella de cine después de 5 o 10 años: «hala, mira, Jennifer Aniston está estropeada». Este tipo de frases me produce mucho malestar. Para empezar, si comparamos nuestras propias fotos, nosotros también nos hemos «estropeado» en 5 o 10 años. Se llama envejecer, todos evolucionamos y eso es lo normal. En segundo lugar, todas las personas famosas, particularmente las mujeres, van a sufrir un cierto rechazo al envejecer; el exceso de representación de la juventud y de los ideales de la «perfección» se realiza en detrimento de los cuerpos ordinarios y plurales.

3. **La tendencia a asociar la expresión de nuestro cuerpo con la suciedad**: ¿te has dado cuenta de cómo en los anuncios de compresas o tampones, la sangre lleva muchísimo tiempo sustituida por un líquido AZUL, como si fuera anticongelante o flusflús del limpiaparabrisas? O cómo para demostrar los méritos de un producto depilatorio, las mujeres se depilan las axilas... ¡que no tienen pelo! Y los pelos encarnados, los granos, los desodorantes protección 72 horas, ¡qué decir de todo esto! Nuestros cuerpos se encuentran tan asépticos que al final terminamos por pensar que nuestros problemillas son vergonzosos, que somos los únicos que los tenemos. Pero la regla de color roja, bermellón, marrón, le sucede a un 55 % de la población mundial, ¡y los pelos crecen por todas partes! Tenemos olores que salen permanentemente de nuestro cuerpo: ¡es la vida, simplemente!

EL MOVIMIENTO
Para conectarse con uno mismo

Por la noche no siempre tenemos ganas de «hacer ejercicio», sobre todo cuando estamos reventados. ¡Pues mira qué bien nos viene esta selección de ejercicios, que podemos hacer para relajarnos delante del sofá!

Rutina nocturna

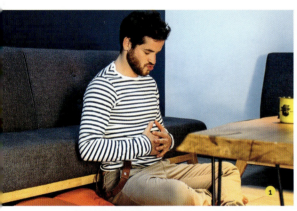

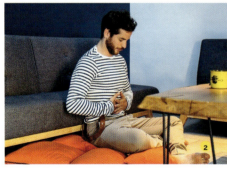

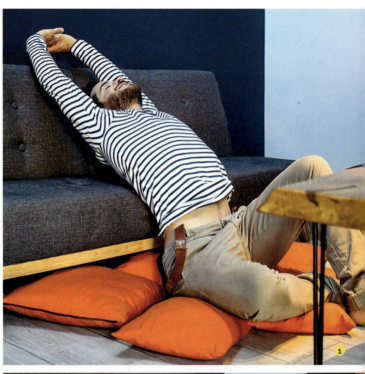

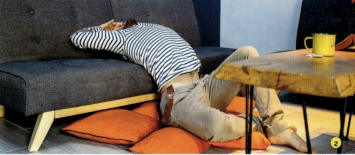

1 Respiración diafragmática: sentado en posición del sastre, coloca tu mano derecha a nivel del vientre para sentir tu respiración. Espira, ahueca tu vientre, el diafragma subirá.

Inspira, el vientre se hincha, el diafragma bajará. Deja la espalda recta y la cabeza alta.

Inspira y espira 10 veces.

2 Extensión torácica sobre el sofá: sentado, usa el borde del sofá para doblarte hacia atrás, dejándote ir.

Ajusta el borde del sofá a los lugares que notes «rígidos».

Inspira y espira 6 veces, repite 3 veces.

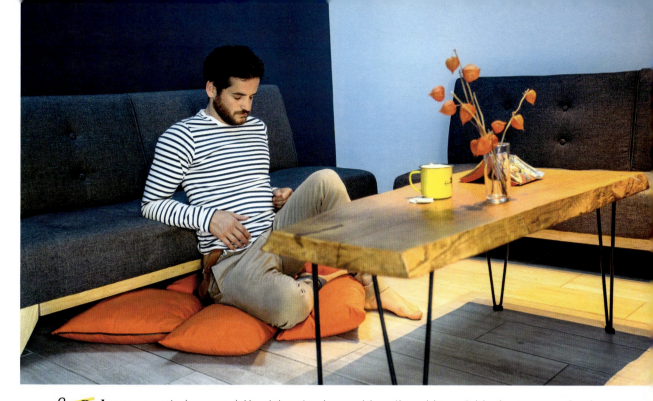

3 **Body scan:** sentado en posición del sastre, la espalda activa y bien estable, las manos sobre las rodillas, tómate tu tiempo para ir analizando tus emociones, pasando revista una a una.

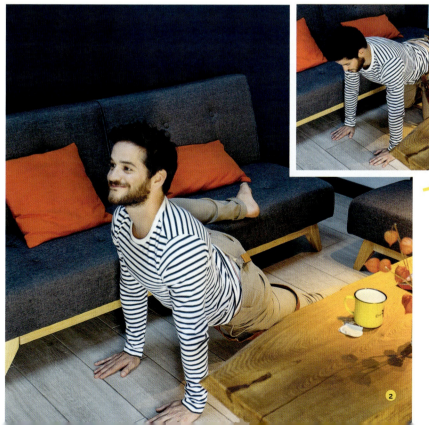

4 **La esfinge meona:**

1 A cuatro patas junto a tu sofá.

2 Coloca el interior de tu rodilla sobre el sofá, y échate hacia atrás con la cabeza en alto.

Esto estirará tus aductores (interior del muslo) y la parte baja de la espalda.

Sujeta 30 segundos a cada lado.

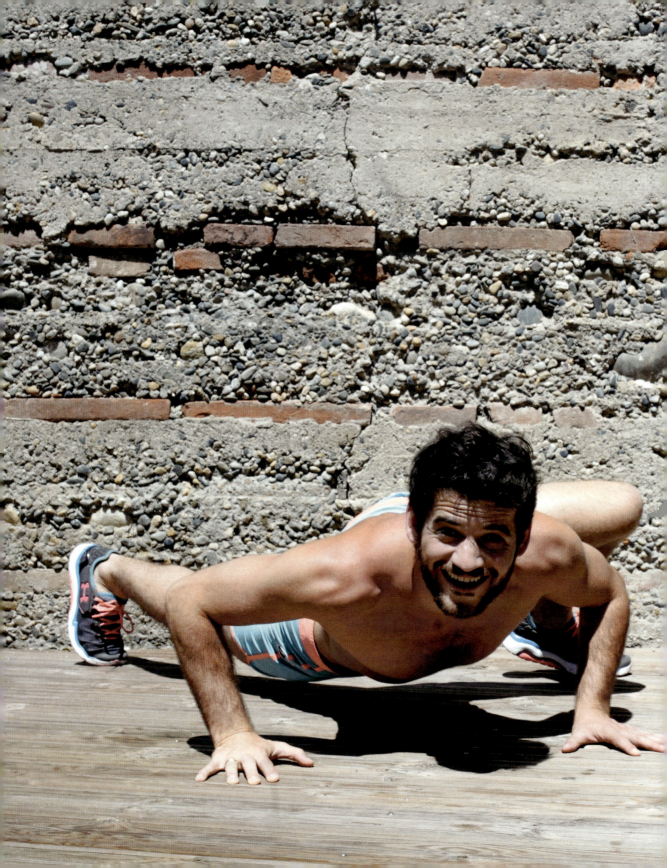

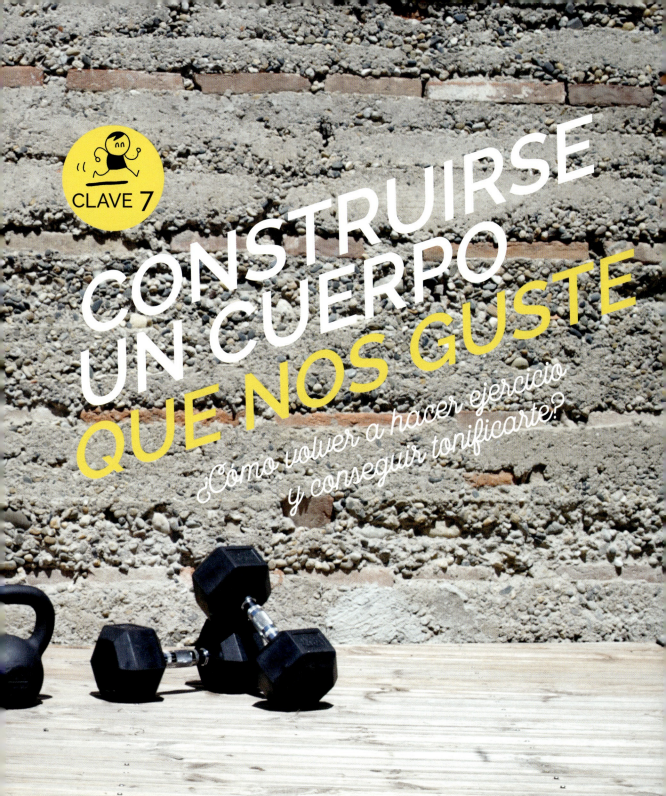

CLAVE 7

CONSTRUIRSE UN CUERPO QUE NOS GUSTE

¿Cómo volver a hacer ejercicio y conseguir tonificarte?

En este capítulo, vamos a meternos de lleno en el objetivo que le interesa a mucha gente: perder peso y tener un cuerpo más tonificado. Te propongo que volvamos a cosas esenciales para volver a hacer ejercicio con toda seguridad y sobre todo con garantías de que la evolución resulte sana a largo plazo.

Soy kinesiólogo, y puedes creerme, en la intimidad de mi consulta escucho la misma preocupación todos los días: a la gente no le gusta su cuerpo, quieren cambiar, pero por otro lado no quieren hacer ejercicio. Sean cuales sean las razones, van posponiendo todo el día su transformación. Sin embargo, un deporte como el fitness es muy eficaz, y de eso es lo que quiero hablar ahora. Y no porque los demás deportes no sean útiles en la pérdida de peso, pero digamos que cuando quieres dedicarte al ping-pong de competición, seguramente podemos afirmar que tu objetivo inicial no es perder 12 kg.

¿Pero por dónde empezamos?

▶ **Hay que elegir la fórmula correcta para ti: o en una clase, o desde casa.**

Podríamos pensar que seguir un programa en solitario es algo sencillo, que basta con correr un poco y levantar algo de peso para obtener resultados, y es así. Pero te aconsejo, a pesar de todo, que cuentes con consejos de profesionales. Y los hay muy buenos, tanto físicamente como online. Trabajar con un coach supone sobre todo:
— Ganar mucho tiempo.
— Hacer movimientos coherentes.
— Asegurarse de ir a un buen ritmo.
— Tener una motivación externa con la que puedes conseguir un 30 % más de resultados.
— Invertir en deporte y bienestar, sin querer comprar máquinas cutres lowcost que se ríen de tus resultados.
En los gimnasios, las clases colectivas de fitness también están muy bien y presentan además auténticas ventajas: la ganancia de músculo está más enfocada y podemos elegir realizar únicamente los movimientos que nos gustan. ¿Los

contras? Que podemos fácilmente hacerlo mal, y el ambiente en estos sitios no siempre es el mejor. Sobre todo, no te dejes intimidar por Manolo-Me-Lo-Sé-Todo, que te explicará una y otra vez que lo que haces no sirve para nada, o es peligroso, o que si esto o lo otro.

Lo principal es que te motive. Más vale seguir un programa un poco loco pero que lo sigas al mejor de los programas que acabes abandonando.

▶ **Respeta la pirámide de tus prioridades: realiza los ejercicios correctos con la frecuencia correcta, comiendo correctamente y durmiendo lo suficiente.**

Si respetas esta pirámide de prioridades, verás cómo la ejecución, la organización o incluso el contenido de una sesión de entrenamiento pasará a un segundo plano, después de la perseverancia, la motivación y tu propio disfrute. Dicho esto, es necesario elegir los ejercicios correctos para obtener el físico deseado.

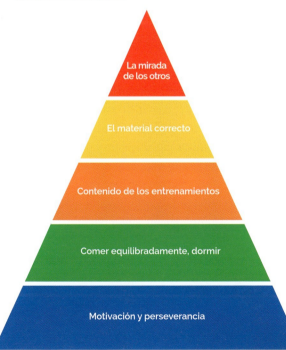

Zoom sobre
LOS #FITCHALLENGES

Seguramente los habrás visto en redes sociales. Ejemplo: hacer 1000 flexiones en una hora. 300 *squats* por día durante 30 días. 15 días de abdominales intensos. En fin, un movimiento repetido un cierto número de veces en un corto período de tiempo y de manera intensa. Están bien, los *challenges*, ya que el pique colectivo empuja a la gente poco activa a moverse, y moverse será siempre mejor que no hacer nada. Pero los *fitchallenges* no resultan realmente herramientas útiles para construir algo.

Podemos compararlo con la confección de un buen pastel: más vale seguir la receta adecuada con los ingredientes correctos que de encender el horno a 400 grados y meter en el molde todo lo que haya en tu nevera.

Vale, sé que exagero, pero me da pena ver cómo los resultados «rápidos» y milagrosos tienen siempre más seguimiento que una verdad lenta y repetitiva. Insisto una vez más: la única cosa que llega rápida son los problemas. ¿Hay que pasar entonces de todos los *challenges*? No.

Aquí tienes algunos criterios para distinguir un programa aceptable:
- Un programa que dura más de 6 semanas.
- Instrucciones benevolentes y claras.
- Variantes y advertencias en caso de que surjan dolores.
- Días de descanso.
- Objetivos claros y razonables.

ELEGIR LOS EJERCICIOS CORRECTOS

Y saber de cuáles mejor nos olvidamos

Una de las razones por las que no obtenemos el físico que deseamos es porque no elegimos los ejercicios adecuados.

A decir verdad, y como es lógico, voy a simplificar: cuando la gente quiere perder peso, se creen que comiendo correctamente será suficiente, o que hacer abdominales les permitirá perder barriga. O incluso que hacer planchas es la solución a todo porque han escuchado en algún sitio que «hacer abdominales no es tan bueno» (y, en cualquier caso, resulta muy duro). O que correr les hará perder peso: «no hay más que ver qué delgados están los corredores de maratón».

¡Desmontemos esas creencias populares!

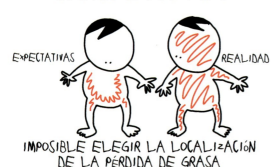

1. Basta con comer bien

Hacer ejercicio pensando que podemos permitirnos comer de cualquier modo es un error: no hay nada más frustrante que realizar cinco sesiones por semana sin resultado alguno porque los hábitos alimentarios no han cambiado. O al contrario: dejarlo todo en manos de una alimentación sana y equilibrada no es suficiente para tener resultados. Se trataría de realizar una alianza del deporte Y de la alimentación equilibrada.

2. Hacer abdominales para perder barriga

La idea es tentadora, y estoy de acuerdo: cuando hacemos abdominales, sentimos cómo quema en la barriga. Pero la pérdida de grasa y la sensación de congestión muscular (cuando se hincha el músculo después de una sesión de musculación) son dos cosas diferentes. Y cuando haces abdominales, por desgracia, eso no quiere decir que exista una pérdida de grasa localizada en la zona de la barriga. Pero vayamos más allá en el razonamiento.

Cuando haces una serie de 20 o 30 o incluso 50 repeticiones de abdominales (y después no puedes ni moverte porque te duele), en realidad, ¿qué estás haciendo? ¿Has visto ya alguna vez a un hombre entrar a una sala de musculación y encadenar 50 *squats* y luego marcharse a su casa? No. Realizar el máximo de abdominales que podamos hacer todos los días es igual que encadenar 50 *squats*: aparte de estresar el músculo, estropear sus fibras y machacarlo al día siguiente para hacer lo mismo, es inútil, incluso nocivo. Sin contar con que aparte de desencadenar dolores de espalda ligados a una sobrecompensación del psoas, te arriesgas a no perder tripa y comprimir tu suelo pélvico.

Abdominales = 0 *versus* Major = 1.

¿Pero entonces **cómo hacemos abdominales**? Mi respuesta a esta pregunta es: **¿y por qué hay que hacer abdominales?**

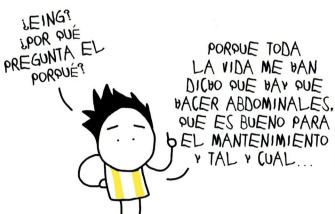

> ¿EING? ¿POR QUÉ PREGUNTA EL PORQUÉ?

> PORQUE TODA LA VIDA ME HAN DICHO QUE HAY QUE HACER ABDOMINALES, QUE ES BUENO PARA EL MANTENIMIENTO Y TAL Y CUAL...

Zoom sobre
EL SUELO PÉLVICO, UN MÚSCULO AÚN TABÚ

El suelo pélvico es un conjunto de músculos que se encuentran en la pelvis. Su función, entre otras, es impedir que la orina salga.

Cuando el suelo pélvico no tiene tono (por ejemplo, después del parto), tenderá a hacer peor su curro y a dejar que pasen algunas gotas. Es un tema mega tabú, sobre todo entre las deportistas, que a veces de manera inconsciente van al baño antes de practicar para evitar las fugas. En realidad, los saltos (carrera, comba, cama elástica…), los abdominales, el levantamiento de pesas, aumentan las presiones sobre la pelvis y comprimen la vejiga. Por este motivo se prohíbe el deporte tres meses después del parto, o al menos hasta tener luz verde por parte de la matrona o el médico. Para tu información, las sesiones de reeducación del suelo pélvico están muy recomendadas en esta época. Vete a ver a mis colegas con tu bebé, estarán encantados de recibirte. Y que no te dé vergüenza estar en baja forma después del parto, es su curro, y ver a una joven mamá es siempre estupendo.

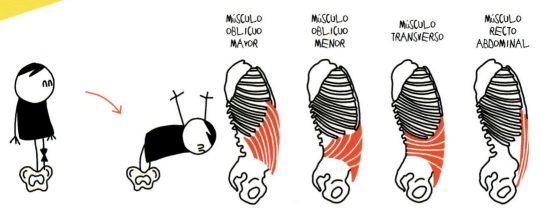

Papel de los músculos rectos

Abramos el libro de anatomía. Observaremos que hay una diferencia grande entre los diferentes abdominales: el recto abdominal, los oblicuos y el transverso. El transverso tiene el papel de contener las vísceras. Asegura un vientre plano y otorga estabilidad a la espalda. Es un músculo genial, superfácil de activar: puedes hacerlo todo el tiempo en el trabajo.

Papel del transverso   Papel de los oblicuos

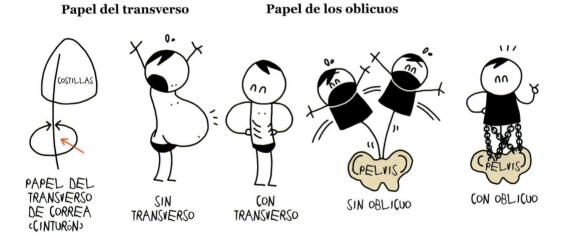

▶ PERO ENTONCES... ¿POR QUÉ NUNCA NOS HABLAN DE ESTO Y NOS HINCHAN A HACER EJERCICIOS DAÑINOS PARA LA BARRIGA?

Porque han conseguido hacer creer a la gente que es necesario que duela para obtener resultados. Bueno, tampoco tiremos los abdominales a la papelera, y tampoco el trabajo de los músculos de la zona (recto abdominal y oblicuos).

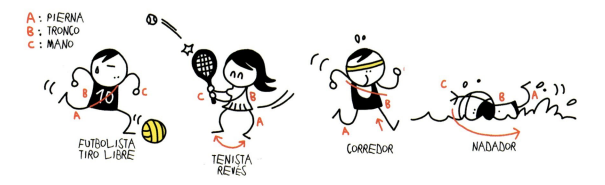

Su papel resulta fundamental en la restitución de fuerza desde los miembros inferiores a los superiores en el deporte, sea cual sea. Y aquí, de nuevo, excepto en el fitness y la ganancia de masa, no existe ningún deporte en el que querrías aislar un músculo.

La razón es sencilla: la base de la técnica deportiva es la armonía, la transmisión del movimiento desde un punto A a un punto C. Y con frecuencia, los abdominales y la espalda son el punto B.

Así que, **más que trabajar los abdominales de manera aislada, es preferible trabajar en movimientos en cadena, o poliarticulares**, de modo que no solo tus músculos sino también y sobre todo tu cerebro integren el movimiento. Si quieres hacer abdominales, hazlos de manera oportuna, inteligentemente, es decir, en función de tus objetivos.

— **Si tienes un objetivo estético y de vientre plano**: prioriza el transverso y el gasto energético teniendo en cuenta la sinergia suelo pélvico-transverso.

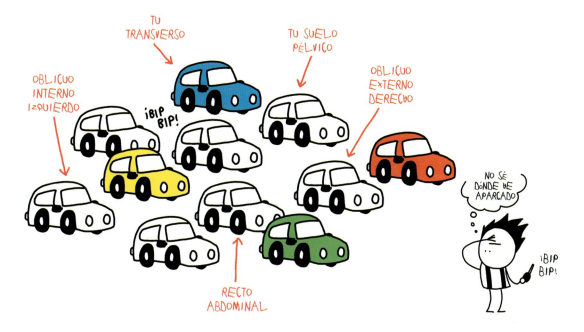

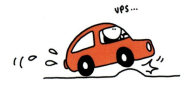

METÁFORA SUTIL DE TU SUELO PÉLVICO QUE NO ES CAPAZ DE AGUANTAR EL PIS CUANDO HACES MOVIMIENTOS BRUSCOS

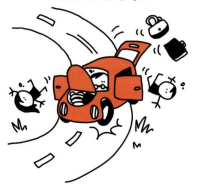

METÁFORA DE TU TRANSVERSO COMPLETAMENTE RELAJADO QUE NO SUJETA YA NADA EN SU SITIO

El suelo pélvico y el transverso están ligados por los mismos nervios, por eso hablamos de sinergia suelo pélvico-transverso. El problema número 1 con ellos es que sabemos que existen, pero nuestro cerebro no sabe del todo dónde están. Entonces, resulta difícil contraerlos. ¿Sabes esa sensación que tienes cuando has olvidado dónde aparcaste el coche? Deambulas por el parking, convencido de que estará ahí, en la siguiente hilera, y... PAF, no está ahí tampoco.

Pues bien, pasa lo mismo con tu suelo pélvico y tu transverso. Pero en el caso de tu suelo pélvico, es como si encima tu coche tuviera una fuga de aceite cada vez que pasa por un badén (suelo pélvico hipotónico = falta de tono = músculo relajado) y que las cuatro puertas se abrieran en cada curva cerrada (transverso hipotónico). Aprender a localizar el suelo pélvico y el transverso es la etapa más importante para reforzarlos (fisios y kinesiólogos especializados, así como matronas, pueden ayudarte, incluso bastante tiempo después del parto, con la llegada de la menopausia, para tu actividad deportiva, o en caso de dificultades tras un cáncer de próstata, etc.).

¿Por qué aprender a fortalecerlo? Pues bien, porque cuando tu cerebro no es capaz de contraerlo automáticamente, lo hará con lo que tiene más a mano: los abdominales, los glúteos, y, finalmente, el efecto como mucho será nulo, e incluso totalmente contrario al objetivo deseado.

¿Cómo contraer el suelo pélvico?

— Imagina que estás reteniendo un ligero gas. Deberías sentir que aprietas entre tu ano y tu vulva (o tus pelotas). Eso es tu suelo pélvico, que se contrae. Puedes hacerlo diez veces, con suavidad. Es normal experimentar una sensación difusa, o una dificultad para sentirlo.

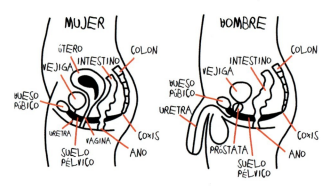

— Después, puedes ir más allá en la contracción e imaginar que estás aspirando ese gas. Sentirás como un globo aerostático que sube por tu vientre: eso es el transverso.
— Observa cómo la sensación de contracción del transverso es suave y no tiene nada que ver con la fuerza de los rectos abdominales (contrae el recto abdominal haciendo como si quisieras empujar fuerte en la silla de montar, o como si fueras a recibir un puñetazo en la tripa).

Estos tres músculos tienen tres papeles diferentes:
- Transverso = contraction profunda más bien suave.
- Suelo pélvico = contracción del periné entre tu ano y tus genitales.
- Abdominales = contracción en función del empuje del vientre.

Así que, para perder barriga:
— Come un poco menos y mejor (ligero déficit calórico).
— Aumenta el gasto energético (haz ejercicio), preferiblemente movimientos que activen todo el cuerpo.
— No fijes tu atención en los abdominales (recto abdominal).
— Intenta activar tu transverso con suavidad, regularmente en tus actividades deportivas y en tu vida cotidiana.
— ¡Piensa en tu suelo pélvico!

Objetivo de rendimiento deportivo: da prioridad a los oblicuos y al recto abdominal dentro de una lógica de TU técnica deportiva.

3. El fortalecimiento muscular es LA solución

Como ya habrás podido ver, no he hablado de fortalecimiento muscular para los abdominales, sino que más bien he propuesto ejercicios de tipo fortalecimiento dinámico. Es deliberado, ya que el fortalecimiento tipo plancha, muchas veces asociado a los abdominales para «quemar grasas» [*sudar es la grasa que llora… jajaja, pues no, por desgracia*] no tiene otro interés… que de conseguir hacerlo. Con frecuencia, lo comparo con abrirse de piernas: aparte de conseguir hacerlo, lo que en sí mismo está muy bien, no tiene ningún interés real. Me explico.

Zoom sobre
¿UTILIZAR CARGAS O NO?

¿Hay que trabajar con el peso de nuestro propio cuerpo o levantar peso? Este es de nuevo un falso problema. No hay una solución mejor que otra, todo depende de tus preferencias.

Personalmente prefiero el peso de mi propio cuerpo por la libertad que me da el poder entrenarme en cualquier sitio, todo el tiempo. Por otro lado, adoro la sensación de levantar algo pesado, un peso muerto.

Guarda esto en tu cabeza: para simplificar, de nuevo, si tu objetivo es fortalecer los músculos, quizás el HIIT sea el método más simple de conseguir tu objetivo, sin comerte mucho el tarro. Existen mil programas de HIIT en internet, y todos sirven más o menos. Da prioridad al HIIT, sobre todo si te gustan los ritmos rápidos, sudar bien, variar los movimientos y no levantar peso.

Pero lo mejor es combinar los dos. Añadir carga es levantar algo pesado y eso es el mejor modo de proteger tus articulaciones (mejor uso muscular global) siempre y cuando vayas progresivamente.

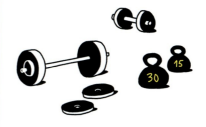

- ¿Saber abrirse de piernas está bien? Sí.
- ¿Necesitas saber abrirte de piernas para tener buena salud? No.
- ¿Aguantar un minuto en plancha está bien? Sí.
- ¿Necesitas aguantar un minuto en plancha para tener buena salud? No.

En ambos casos, conseguirlo te va a suponer mucho tiempo. Un tiempo que podrías invertir en otras cosas, sobre todo si tu objetivo es perder peso o tener un vientre más plano.

Zoom sobre
LAS REGLAS PARA CREAR TUS PROPIAS SESIONES DE FITNESS

La duración de un programa

Empieza por organizar tus sesiones en ocho semanas, lo que se corresponde con el tiempo de adaptación del músculo. Puede parecer largo, pero si pasas de un nivel de entrenamiento 0 a un nivel 7 en menos de ocho semanas, aumentarás mucho el riesgo de lesión, y no te quedarán más que tus ojos para llorar [*mira qué simpático, el tío este*]. Es el progreso lo que permite la adaptación. Y la adaptación es la clave para tener un cuerpo sano. Las únicas cosas que llegan rápido, si no tomamos este tiempo de adaptación, son los problemas.

El número de sesiones
- Para empezar, programa 3 sesiones por semana, espaciadas idealmente de 48 horas.
- Tus sesiones tienen que durar entre 30 y 60 minutos. En efecto, 20 minutos intensos o 30 minutos a intensidad moderada es el plazo mínimo para que el cerebro comprenda que el cuerpo está haciendo ejercicio y que de ese modo libere todas las endorfinas, active el metabolismo y los fenómenos buenos ligados a la práctica deportiva.
- Primero tendrás que calentar entre 4 a 10 minutos. Al terminar la sesión, no es obligatorio estirar, pero si lo deseas, puedes hacer movilidad (ver capítulo 10).

El número de repeticiones

Es el número de veces en que haces un movimiento. De manera general, y para un principiante, puedes quedarte con las siguientes reglas, aproximadas, para trabajar tu objetivo:

- De 2 a 6 repeticiones: estás trabajando principalmente la fuerza.
- Entre 8 y 12 repeticiones (incluso 30 según la literatura deportiva): trabajas principalmente la hipertrofia (esto es, un músculo más voluminoso).
- De 12 a 30 repeticiones: un poco de fuerza y de resistencia.
- 30 repeticiones y más: trabajas principalmente la resistencia.

Cabe destacar que lo que funcionaría mejor sería tener en cuenta el bajo rendimiento muscular, esto es, cuando el músculo no puede realizar más el movimiento. Y eso depende el peso que levantes.

El número de series: número de veces en que realizas las repeticiones.

Generalmente contamos entre 4 y 8 series por grupo muscular, para ser lo más eficaces posible. Así, partir de entre 4 y 6 series de 12 a 15 repeticiones de *squats* (hasta el agotamiento, es decir, más o menos un 50 % de tu carga máxima), es una buena manera de fortalecer tus piernas, tus glúteos, tus abdominales y tu espalda.

Considera entonces 30 segundos de tiempo de reposo si usas cargas ligeras, 90 segundos si usas cargas pesadas.

Es bueno saber: hagas 5 series de 12 *squats* o 7 series de 8 *squats*, el resultado será el mismo.

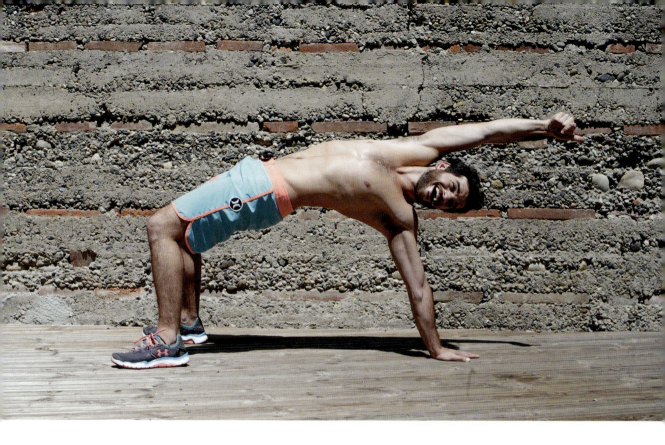

4 Correr hace perder peso

Salir a correr porque esperas tener el físico de un corredor de maratón sería un poco como jugar al fútbol con tus colegas para tener el nivel de Ronaldo. Es cierto que el deporte es el mismo, pero te haría falta entrenarte muchísimo para esperar conseguir los mismos resultados.

Entiéndelo bien, el objetivo de este capítulo no es derrumbar uno por uno los deportes o ejercicios que conoces, sino simplemente ayudarte a comprender que para hacer un pastel de chocolate es más simple hacerlo con huevos de gallina y tabletas de chocolate (no, no es un juego de palabras) que usando huevos de codorniz y lacasitos.

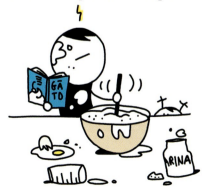

DESVÍSTETE

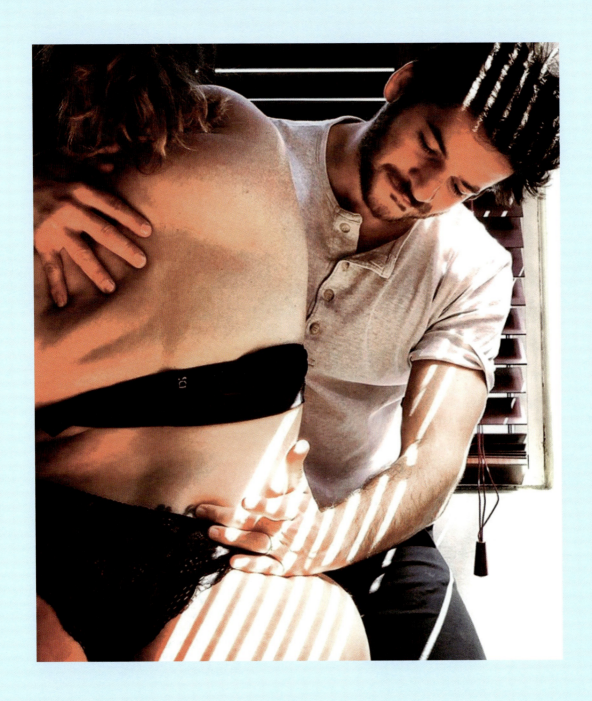

El pudor se expresa, y la duda se instala.

Lo veo en sus ojos.

«¿Es normal?»

¿No es acaso peligroso exponer así su intimidad?

Y sin embargo… si supieran… He visto pieles quemadas y cortadas con un escalpelo, he visto sangre, lágrimas y heces.

He visto pelos salir más allá de la línea del bikini y de las axilas,

He visto cojones que se escapan y labios a paladas.

He visto escaras infectándose y muñones moviéndose,

He visto pus, linfa y orina seca.

He visto varices y ropa interior desparejada,

He visto piernas paralizadas y manos seccionadas.

He visto salvaslips desmesurados y tangas olvidados,

He visto sudor, baba y flemas escupidas.

He visto cuerpos raquíticos y michelines asumidos,

He visto rostros arrancados y senos mutilados.

Y sin embargo… si supieran…

Si supieran cómo amo ver esos cuerpos expresándose,

Qué importa que estén tan alejados de los dogmas de la belleza…

Porque la única cosa que no me gusta ver es una respiración contenida.

Desvístete, por favor, solo necesito examinarte…

#benevolencia

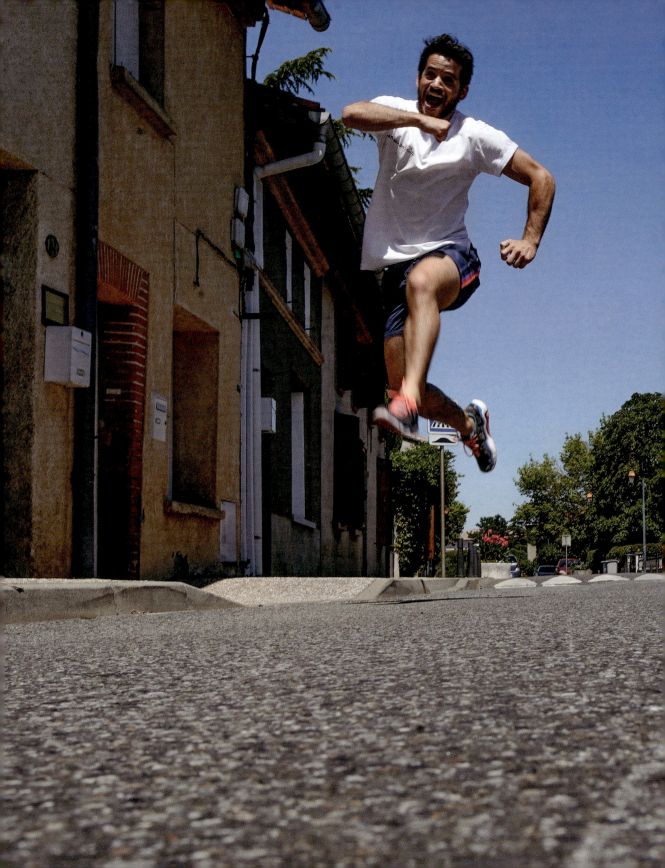

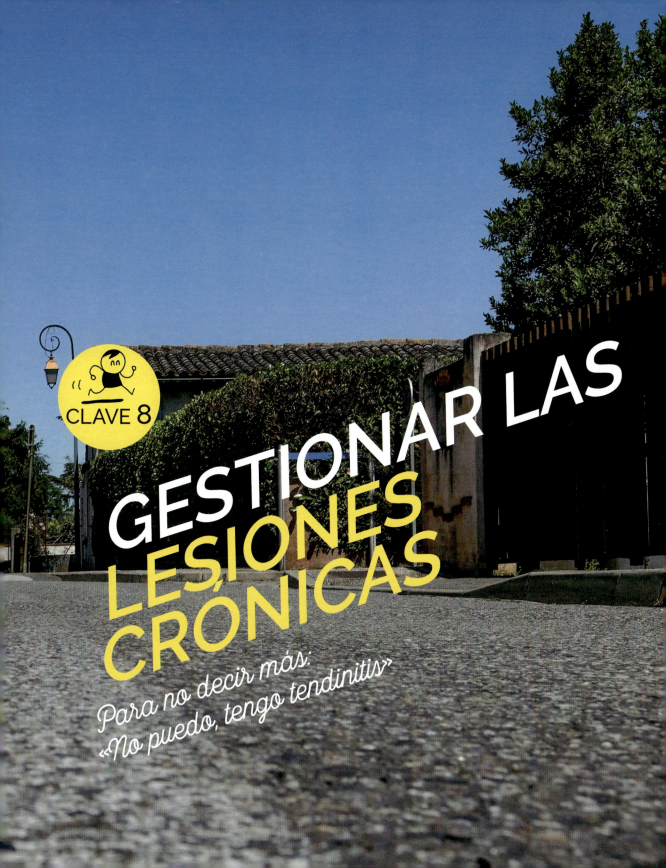

CLAVE 8

GESTIONAR LAS LESIONES CRÓNICAS

Para no decir más: «No puedo, tengo tendinitis»

Este capítulo será, creo, el que te leerás cuando ya resulte demasiado tarde. Ya sabes, como en las películas en las que el hijo del prota se topa con un vídeo escondido en un armario secreto, en el que se ve a su padre decir «hijo mío, si encuentras este vídeo, eso es que las cosas no han ido como deberían para mí... Pero gracias a este mensaje, encontrarás la fuerza donde yo fracasé...».

En fin, el mejor modo de no tener tendinitis es prevenirla, llevando un ritmo de entrenamiento que siga las capacidades de adaptación de TODOS tus tejidos (esto ya lo estás empezando a comprender, ¿verdad?). Si ya sufres de tendinitis, no te preocupes, que también tengo soluciones para ti, pero sé paciente, ya que tendrás que invertir cierto proceso.

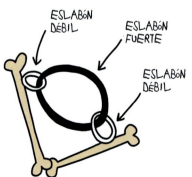

Zoom sobre
EL TENDÓN

El tendón es la estructura que permite que el músculo se ate al hueso. Es como una cuerda. Contrariamente al músculo, el tendón no puede contraerse (o lo hace mínimamente) y está vascularizado débilmente. ¿Qué quiere decir esto?

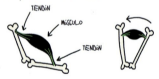

Cuando realizas un movimiento, el músculo se contrae y tira del tendón. Cuando realizas movimientos durante el día, tu cuerpo cicatriza de noche para adaptarse a lo que le has solicitado (ver capítulo 1).

Esta adaptación toma tiempo y resulta más larga para los tendones que para los músculos a causa de su débil vascularización. En efecto, la sangre es la que contiene los nutrientes necesarios para la destrucción de las células viejas y la reconstrucción de las nuevas.

¿No sabes con seguridad si lo has entendido todo bien? Patrick y Fred te explican cómo funciona el tendón.

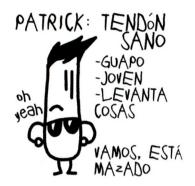
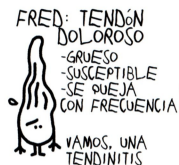
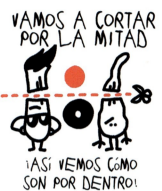
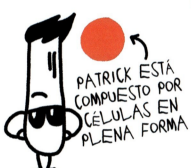
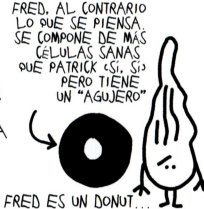
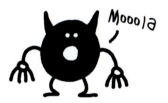
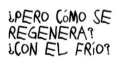
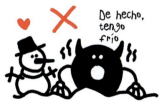
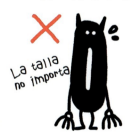
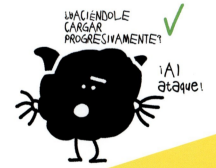

¿Pero qué es una tendinitis?

Una tendinitis es cuando el tendón duele. Vale, ¿y qué más? Pues en realidad, para ser exactos, hablamos más bien de tendinopatía, ya que el sufijo «patía» se corresponde a una inflamación; pero en las tendinitis, los marcadores inflamatorios CPR (proteína C reactiva) están ausentes.

Este dolor del tendón sucede porque lo hemos requerido demasiado deprisa, demasiado fuerte, demasiado tiempo o demasiadas veces en una estructura que no estaba hecha para eso. Recuerda cómo en el primer capítulo hablé de la cuantificación del estrés mecánico. Una tendinitis se produce **cuando el estrés mecánico es demasiado importante respecto a las capacidades de adaptación del tendón**.

Zoom sobre
CARTOGRAFÍA DE LOS TENDONES TOCADOS CON FRECUENCIA

Una buena cuantificación del estrés mecánico, esto es, un buen nivel de entrenamiento, es algo que se evalúa en el tiempo. Y sobre el eslabón más débil. Veamos un ejemplo:

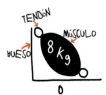

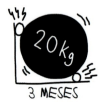

En tres meses, el músculo ha pasado de «llevo ocho kilos» a «llevo veinte kilos». Sin embargo, el tendón no puede evolucionar tan rápido, por lo que no es aún capaz de encajar una carga así. Seis semanas después, ya estará enviando señales de su dificultad, y ahí es cuando hay que bajar el ritmo y no seguir continuando con la misma intensidad.

Al entrenarte, sea cual sea el deporte, vas progresando. Pero si tu entrenamiento genera dolores a nivel de las inserciones tendinosas, es que estás haciéndolo demasiado deprisa, demasiado fuerte, demasiado tiempo sobre el eslabón débil.

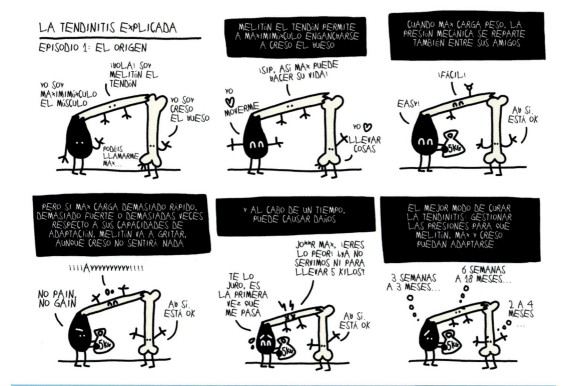

Zoom sobre
¿POR QUÉ PRIORIZAR LA FUERZA?

La fuerza viene del músculo pero también depende en gran manera de la calidad y la cantidad de información nerviosa. Cuando trabajas con la fuerza, desarrollas por lo tanto esa conexión cerebro-músculo, que tiene como objetivo volver al músculo más fuerte, así como inhibir el mensaje de dolor.

El error que se realiza con demasiada frecuencia con las tendinitis es **concentrarse únicamente en el tendón lesionado** que se ve claramente en la ecografía (el agujero del «donut») y no lo suficiente en lo que sí funciona en el tendón (la carne del «donut»). Pero la tendinitis también incluye reajustes en el cerebro: cuando se ve sometido a un mensaje doloroso de manera repetida, se vuelve HIPERSENSIBLE y envía un mensaje doloroso más elevado que la lesión real.

El problema es que a veces **podemos tener una lesión benigna del tendón**, en vías de cicatrizar, asociada a un mensaje doloroso y a una imagenología positiva. Y ahí se suele decir «upsss, tendinitis = reposo». **Cuando hay que hacer exactamente lo contrario**: la imagenología mostrará un tendón en vías de reajustarse a veces correlacionado con un dolor (a veces no, ya que el dolor NO se puede ver en la imagenología). Habrá que poner en marcha entonces un protocolo que tendrá como objetivo el recuperar progresivamente movimiento y fuerza en función del dolor. A veces será necesario, con relación a la tolerancia en el marco de la reeducación con un profesional, el buscar ese dolor, ya que aunque esté presente, no tiene por qué estar forzosamente correlacionado con la lesión.

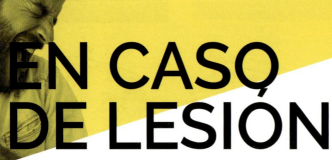

EN CASO DE LESIÓN

¿Ponemos hielo, reposamos o estiramos?

En caso de tendinitis, la idea de tratamiento que más escucho es: reposo, hielo, estirar y más o menos sesiones de masajes. Pero estas soluciones no cambiarán el problema... que está vinculado con un exceso de solicitud a nivel local. Una vez el tendón duele, hay que curarlo... ¡activándolo! Este capítulo se apoya sobre todo en las investigaciones de Jill Cook.

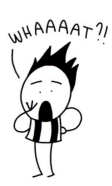

1 Activamos para adaptarnos

Como ya os te he contado varias veces, el cuerpo está permanentemente adaptándose. Así que lo que tendrás que hacer es provocar esa adaptación, no evitarla. A nivel de la célula del tendón, esto es lo que sucede:

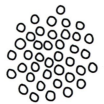

TENDÓN SANO

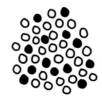

TENDÓN PATOLÓGICO ÚNICAMENTE UN 50 % DE LAS FIBRAS FUNCIONAN

Poner hielo, reposar, estirar o darse un masaje no cambiará nada. Las células muertas están muertas.

Si hiciéramos un esquema de tu tendón doloroso, sería más o menos así: hay por lo tanto que tratar el «donut» y no el agujero (ver Jill Cook).

En cada tendón que sufre, quedan células vivas, **son ellas las que tienes que activar**. Y para hacer esto, tienes que fortalecerlas para provocar su adaptación.

CÉLULA SANA

CÉLULA SANA AÚN CAPAZ DE ADAPTARSE

CÉLULA MUERTA

QUE ESTÁ... BAh... EbbbM... MUERTA. NO VA A RESUCITAR, ASÍ QUE NO SIRVE DE NADA INTENTARLO

TENDÓN SANO

TENDÓN PATOLÓGICO

MISMO NÚMERO DE CÉLULAS MUERTAS PERO MÁS CÉLULAS VIVAS.

2 Optimizamos la adaptación

Encontrar la cuantificación correcta del estrés mecánico es LA CLAVE de una buena adaptación. Para ello, las reglas son muy simples: fortalecemos, sobre todo mediante la fuerza, lo que permite un mejor reclutamiento de todas las fibras sanas.

Jugaremos con los parámetros siguientes para modular el dolor: la amplitud, el peso, el número de repeticiones, la velocidad de ejecución, el tiempo de reposo.

Podemos tolerar un poco de dolor según los siguientes criterios:

— El dolor no puede ir más allá de 2 o 3 en una escala de 10.

— El dolor tiene que pararse cuando paras el ejercicio.

— El dolor puede aun así persistir hasta 48 o 72 horas después de la sesión.

Estas son las herramientas que usamos, en tanto que profesionales, como marcadores de la evolución de tu adaptación. Mi consejo: ¡consulta!

3 El tratamiento adecuado

Estos son mis consejos para tratar una tendinitis:

1. **No tardes.** Cuanto más tardes en modificar la actividad dolorosa de tu tendón, más tardarán los resultados en llegar (más allá de tres meses de exposición diaria a un dolor, los reajustes en tu tendón y en tu cerebro resultan más complicados de modificar).

2. **Sé paciente.** La reeducación del tendón puede hacerse entre una sesión (defecto de activación de ciertos músculos clave, por ejemplo) y seis meses (seis meses de trabajo bien hecho, se entiende).

3. **Reúne las condiciones correctas.** Un trabajo bien hecho, es:
    — Poner el músculo en tensión de 20 a 90 minutos (en función del deporte y del nivel).
    — 2 a 5 veces por semana

- Aprender sobre la patología y los caminos del dolor.
- Optimizar la nutrición (un ligero añadido calórico + aporte proteico adaptado a la ganancia de músculo).
- Respetar los tiempos de reposo, de sueño y el cansancio general.

▶ ¿Por qué en 2022, curar una tendinitis sigue siendo algo complicado?

Incluso en 2022, sabemos aún pocas cosas sobre las tendinitis, nos cuesta curar un tendón doloroso a pesar de que sabemos trasplantar un corazón, un rostro o clonar una oveja desde hace 30 años.

La explicación se debe al hecho de que, durante mucho tiempo, se consideraba que el dolor ocasionado estaba ligado al desgaste. Pero esto es falso: está ligado a una incapacidad de adaptarse bien.

A día de hoy, de todas las terapias (inyecciones, infiltraciones, alimentación, masaje, cintas tape, ultrasonidos, ondas de choque), la gestión del estrés mecánico es lo que funciona mejor. Y esto no quiere decir que los otros métodos no funcionen, sino que los resultados resultan globalmente menos buenos.

¡Ya lo sabes todo, no hay más que ponerse manos a la obra!

Zoom sobre
EL AUTOMASAJE: ¿ESTÁ BIEN O NO?

La idea fuertemente anclada en el mundo del fitness y del CrossFit es que optimizamos la recuperación de las tendinitis gracias a protocolos de masaje, con Compex, bálsamo del tigre, crioterapia, etc…

Aquí hay una diferencia que hacer entre la reeducación de una tendinitis y la disminución del mensaje doloroso de un microtraumatismo deportivo en vías de cicatrización. Que el deportista sienta agujetas o sensaciones incómodas en el transcurso de su práctica es normal. Su cuerpo envía señales, y a veces estos no son más que «marcadores» de adaptación de este. Pero algunos confunden estos mensajes con tendinitis y con dolores incapacitantes. Resulta sin embargo importante hacer la diferencia entre la comodidad del deportista y la prevención de la lesión. Y se trata de un matiz a veces fino, en eso estoy de acuerdo, pero no hay que ceder a los juicios apresurados:

«anda, me duele aquí, siento unos pinchazos en el hombro derecho una vez cada quince días cuando como ostras, ¡eso es que tengo tendinitis!».

Es cierto que el masaje, la crioterapia, el bálsamo del tigre, el Compex, pueden ALIVIAR el dolor. A título personal, me automasajeo con regularidad con rodillos y uso todas las herramientas ya citadas de las que dispongo en mi consulta para obtener una sensación de ligereza, de alivio. Pero para CURAR un dolor de origen tendinopático, hay que priorizar la adaptación de tu estrés mecánico (y esto no se compra).

De hecho, utilizo los dispositivos con mis pacientes que tienen tendinitis como efecto «placebo» o «contextual», a partir del cual puedo empezar a poner en marcha un protocolo de optimización del estrés mecánico.

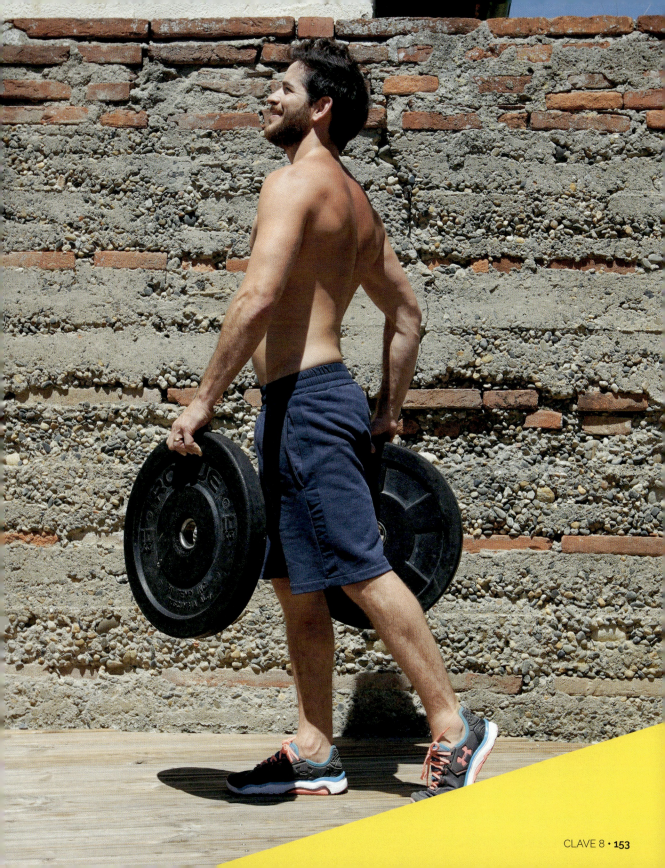

EL MOVIMIENTO

4 ejercicios para terminar con la tendinitis

1 **Para la tendinitis de Aquiles (del gemelo) — Stanish:** un ejercicio que tendrás que adaptar en función del nivel del dolor. De pie en el borde de un escalón, súbete con la punta del pie por el lado doloroso (ten en cuenta que tienes que calentar bien antes, caminar rápidamente durante unos ocho minutos está bien) y vuelve a bajar, con el talón fuera del escalón (y un poco debajo de este). Con una pierna doblada hacia atrás, sube a la punta del pie doloroso y vuelve a bajar.

10 a 20 repeticiones, 30 segundos de descanso, 8 veces.

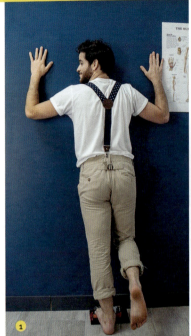

2 **Para la tendinitis de codo (epicondilitis) – trabajo del codo:** sentado delante de una mesa, coloca tu antebrazo dolorido encima. Toma una carga y sube y levanta los músculos elevadores.

3 ritmos de contracción:

- Con movimiento, como si lanzaras y volvieras a atrapar tu carga.
- En isométrico, sin moverte.
- Repitiendo con más o menos resistencia.

Cuidado con el error frecuente de no hacerlo suficiente, con suficiente peso.

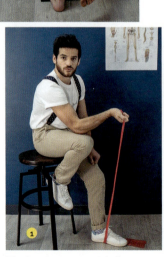

Hazlo cien veces al día con 2 kilos (sin dolor)-> 10 series de 10 repeticiones. Realízalo con la mano hacia el techo, con la mano hacia el suelo y con el pulgar hacia el techo para activar los tendones que hay que fortalecer.

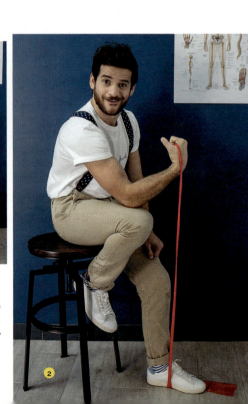

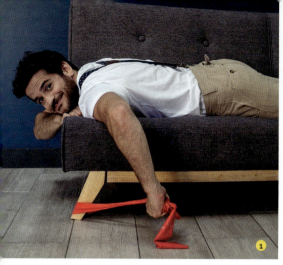
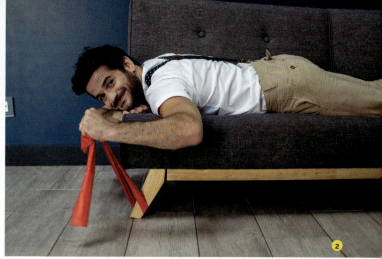

3 Para la tendinitis del hombro – manguito de rotadores en el lado: toma una carga (pesa, banda elástica…). Estírate sobre el lado izquierdo, apoyándote en el antebrazo. La cabeza reposa sobre la mano izquierda. Levanta y baja la carga de la mano derecha con un movimiento de rotación externa. Será el antebrazo el que suba y baje, ya que el brazo se queda más fijo, formando un ángulo de 90 ° con el torso.

Repite 10 veces, con 30 segundos de reposo. Es el antebrazo el que se mueve y no el hombro. Repítelo hasta que lo sientas bien en el omoplato.

Cuidado con el error frecuente de subestimar la importancia del omoplato. El omoplato forma parte del hombro, así que hay que fortalecerlo también (ver los ejercicios: culo estirado, sprinter, pega-hombro, cobra).

4 Para la tendinitis de rodilla – activación de los glúteos con fortalecimiento lateral de las rodillas: estírate sobre tu costado izquierdo, las rodillas pegadas. Forma una bonita línea recta.

Hay varios niveles de dificultad :

1 Empieza apoyándote en el antebrazo izquierdo, contrae los glúteos, sube las caderas hacia el techo, con el lado izquierdo perfectamente alineado. 2 Lo mismo pero abriendo y cerrando además la cadera. 3 Añade una banda elástica por encima de las rodillas para obtener más resistencia..

Mi truco antes de empezar es realizar 3 series de activación de los glúteos con una banda elástica alrededor de las rodillas, y que intentes abrir como un mejillón (eh, nada de bromitas vulgares, porfi). Una vez que sientas bien el trabajo en tus glúteos, intenta volver a buscar esta sensación en todos los movimientos que incluyan a los miembros inferiores.

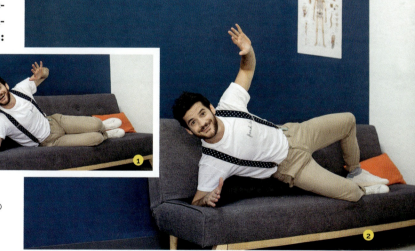

Cuidado con el error frecuente de activar los isquios en vez de los glúteos. Y les sucede con frecuencia a las personas que tienen un auténtico déficit de activación de los glúteos el no conseguir nunca hacerlos trabajar (un poco como el ejemplo del suelo pélvico en el parking, ver capítulo 7). Los isquios (en la pierna) son como los glúteos extensores de piernas, pero es que además, realizan el movimiento de separación de la cadera y un poco de rotación externa (pie que va hacia fuera), así que en el puente de glúteos, las zancadas o incluso los *squats*, puedes no sentir nunca nada a nivel de los glúteos.

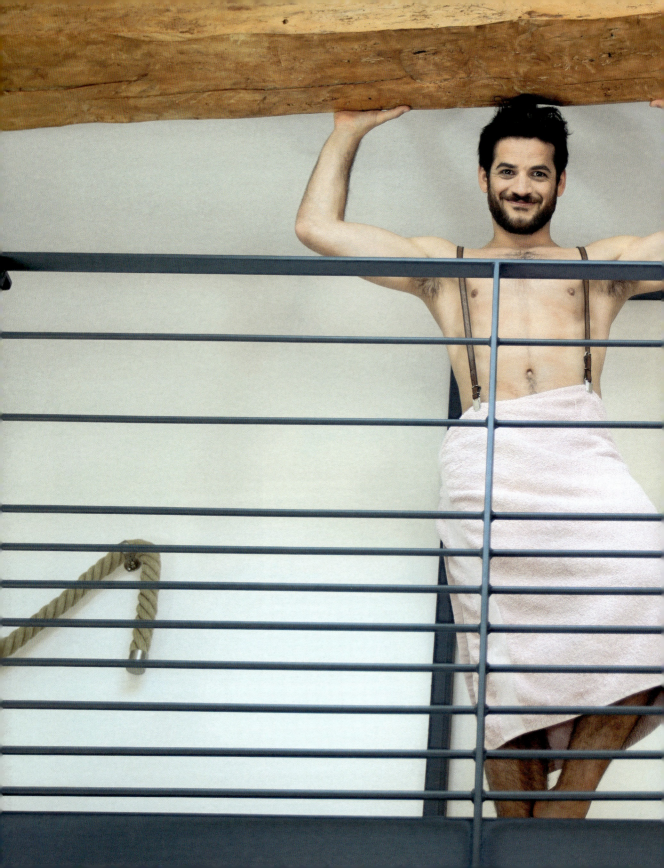

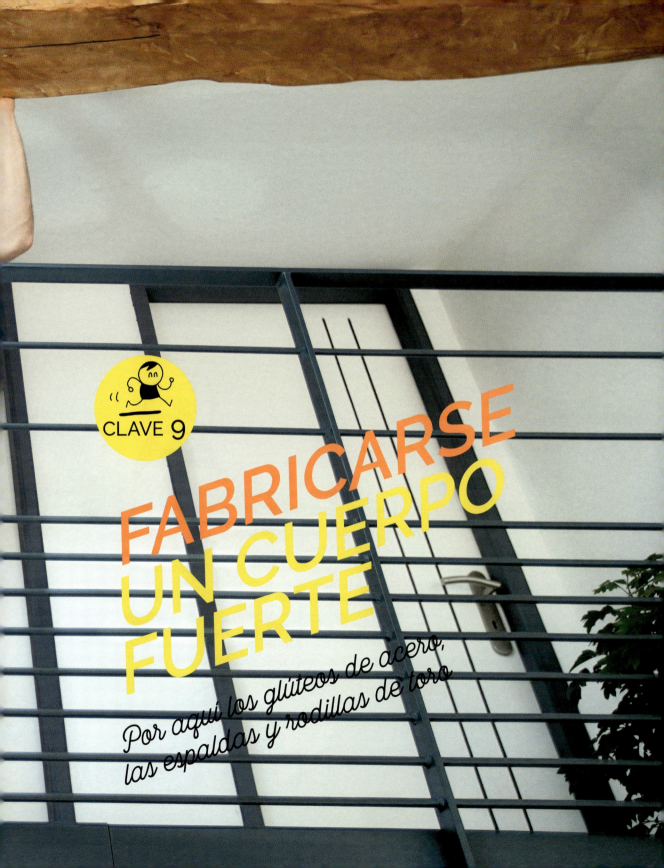

CLAVE 9

FABRICARSE UN CUERPO FUERTE

Por aquí los glúteos de acero, las espaldas y rodillas de toro

Más vale un poco que no lo suficiente. Más vale hacer regularmente que con demasiada intensidad. Más vale trabajar las articulaciones indispensables. En este capítulo, veremos cómo fortaleciendo las articulaciones clave, es posible tener un cuerpo resistente, que nos deje en paz y solo nos proporcione satisfacción.

Fortaleciendo tus glúteos, tu espalda, tus hombros y tus rodillas, ¡serás el eslabón fuerte!

Escribe aquí tu nombre:

....

Mola escuchar esto, ¿eh?

¡Pues empecemos!

Del *booty* para aliviar las rodillas

¿Sabías que tener un *booty* (esto es, unas nalgas bien redondas) disminuye los dolores de espalda y de rodillas? ¿Has visto qué noticón? ¡Las nalgas vuelven a estar de moda! Los glúteos voluminosos y abombados vuelven desde hace 10 años a ser tendencia. Guay, porque es mucho más fácil conseguirlos que lograr una talla 36. Así que vamos a conseguir que esa nalga esté más alta y mejor mantenida fortaleciéndola, y todo esto conservando su tamaño.

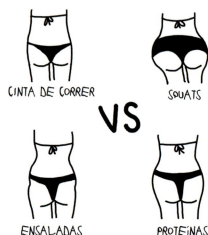

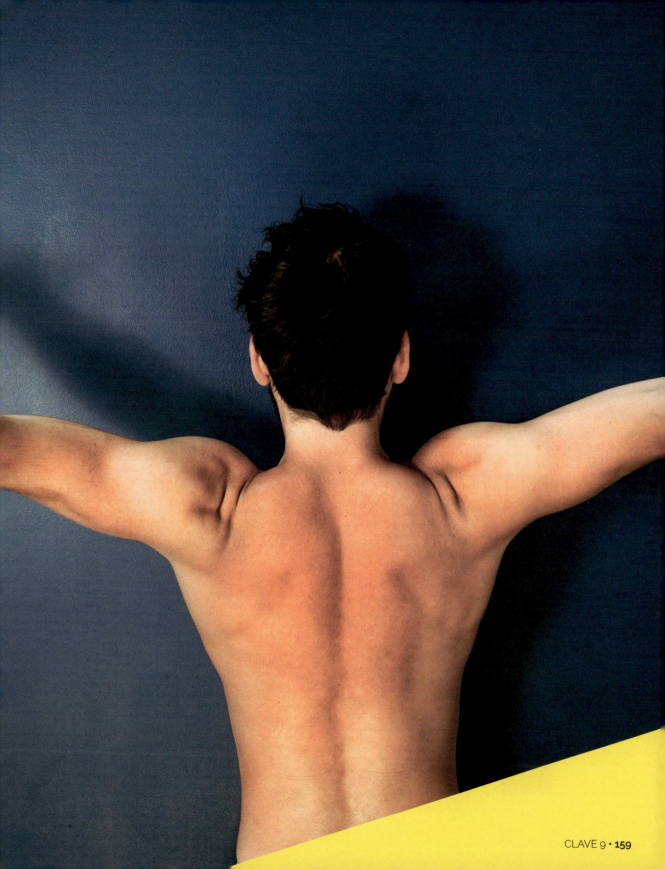

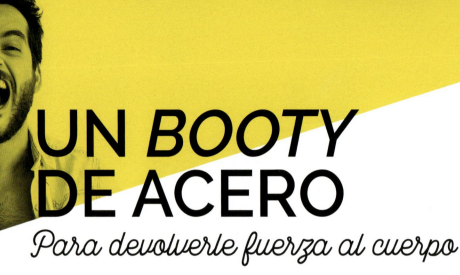

UN *BOOTY* DE ACERO

Para devolverle fuerza al cuerpo

1. Estabilizadores en potencia

Los glúteos son el músculo más subestimado del cuerpo humano. ¡Normal, si nos sentamos encima!

Y sin embargo, los glúteos, igual que con los abdominales, son el eslabón que permite devolverle la fuerza del suelo a la parte alta de tu cuerpo. De ahí a decir que la energía de la Madre Tierra circula por tus nalgas hay solo un paso…

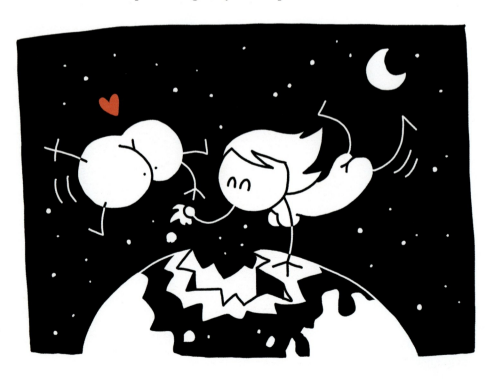

Con unas nalgas fuertes, podrás:
— Llevar pesos más pesados y durante más tiempo.
— Disminuir tus riesgos de dolor de espalda.
— Disminuir tus riesgos de dolor de hombros.
— Proteger tus rodillas de las tendinitis.
— Proteger tus tobillos de los riesgos de esguince.
— Hacer fotos de *#fitgirl*.
Mola, ¿no?

En efecto, los glúteos actúan como estabilizadores de la cadera en cadena ascendente (hacia la espalda y los hombros) y en cadena descendente (hacia las rodillas y los tobillos). Unas buenas nalgas actúan un poco como las juntas de un cuarto de baño. Puedes ducharte sin ellas, pero lo podrás todo perdido de agua y después será difícil de solucionar. Ehm… no sé si la metáfora está muy bien elegida…

2 Ejercicios adecuados para desarrollar unos glúteos de acero
¿Entonces cómo hacemos?

Pues bien, un poco como con los abdominales, vamos a combinar ejercicios poliarticulares para tener un buen gasto energético y de ese modo extraer de los stocks de energía. Añadimos movimientos de aislamiento en fuerza para enfocarse específicamente en los glúteos.

Analizando:
— La separación de piernas.
— El puente de glúteos unilateral.
— El paso posterior.
— La plancha lateral más o menos dinámica.
Podemos imaginar así en movimiento poliarticular:
— El *squat*.
— El *sumo squat*.
— Las zancadas.
— El peso muerto.
— El *hip thrust*.
Y no olvidemos que podemos trabajar más añadiendo una banda elástica.

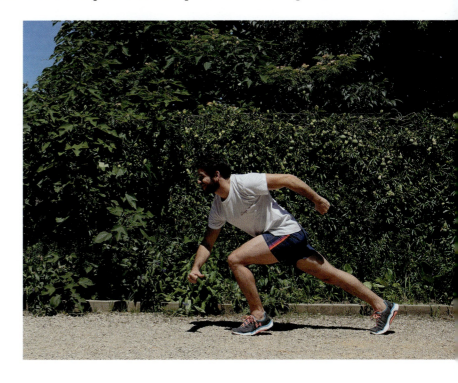

6 ejercicios para unas nalgas bonitas

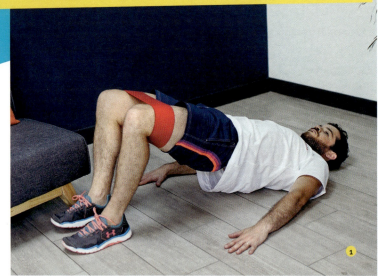

1 ***Leg bridge*** **(puente de glúteos con las dos piernas):** si el puente de glúteos es demasiado fácil, y ya puedes hacer 30 repeticiones, entonces pasa al puente unilateral. En vez de llevar el peso a las dos piernas, lo llevas a una.

Coloca el talón en el suelo, la fuerza tiene que venir del glúteo, no del muslo (ni delante en los cuádriceps ni detrás en los isquios). Si te cuesta sentir esta contracción, realiza algunos movimientos de activación (mira en el capítulo 8, respecto a la tendinitis de la rodilla). 4 a 20 repeticiones a izquierda y derecha, 1 minuto de reposo. 4 series.

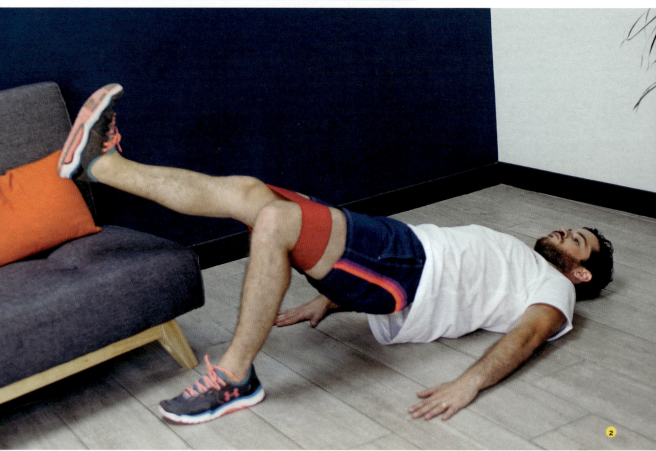

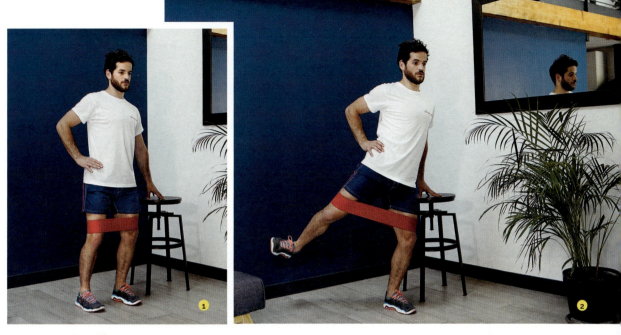

2 Extensión con abducción y rotación externa: delante, y apoyándonos en una silla o una pared delante de ti, realiza una extensión hacia atrás de la pierna, con las caderas abiertas más o menos 30 ° y en rotación externa, contrayendo los glúteos. Perfecto para trabajar las nalgas. Cambia de pierna. 12 repeticiones a derecha e izquierda, 1 minuto de reposo. 4 series.

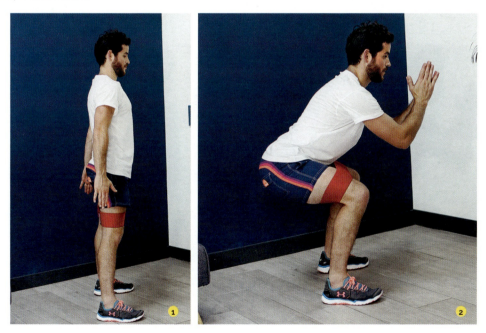

3 Squat con abducción: coloca una banda elástica sobre tus rodillas. Baja en *squat*, las nalgas bien hacia atrás. Da un paso hacia la derecha. Vuelve al centro. Da un paso a la izquierda. Vuelve al centro y repite. 10 pasos a la izquierda, 10 a la derecha, 20 segundos de reposo. 6 series.

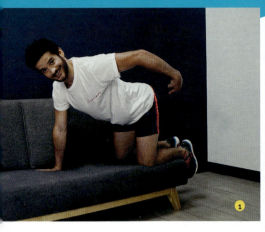 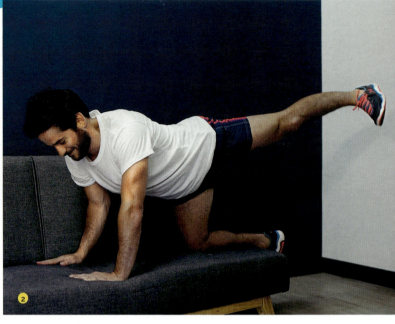

4 Cuatro patas + extensión + abducción: ponte a cuatro patas, apoyando los antebrazos en el respaldo de un sillón. Contrae los abdominales y levanta tu pierna derecha en extensión doblada hacia el techo, sin ahuecar la espalda. Añade entonces un movimiento hacia el exterior, con la cadera abierta 30 grados.

Alterna extensión y apertura sin prisa para realizar correctamente el movimiento.

12 a 20 repeticiones a izquierda y derecha, 1 minuto de reposo. 4 series

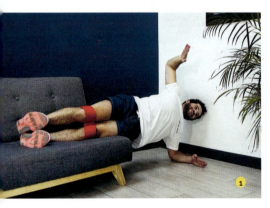 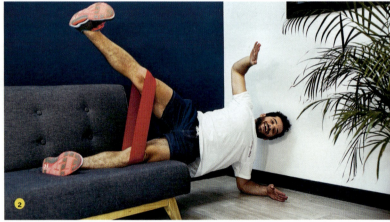

5 Plancha lateral con extensión y abducción: colócate una banda elástica sobre las rodillas. Apoyándote en el costado izquierdo, con las rodillas dobladas, sube la pelvis en una bonita línea recta y abre la rodilla superior hacia el techo, y después hacia atrás.

6 a 12 repeticiones a izquierda y derecha, 1 minuto de reposo. 4 series.

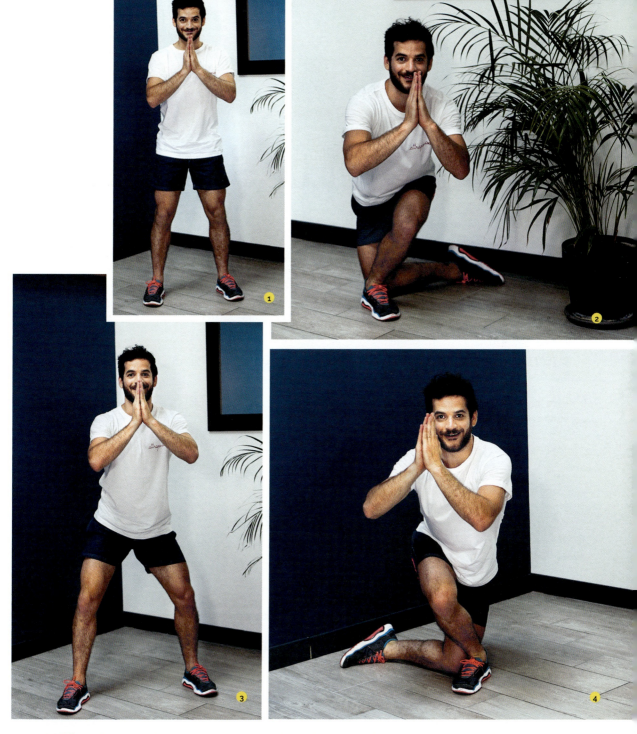

6 Curtsy lunge: baja en *squat*, las nalgas bien hacia atrás. Da un paso a la derecha, y pasa la pierna derecha lejos detrás, como si estuvieras patinando, en un movimiento fluido. Tu rodilla derecha casi toca el suelo. Sube y hazlo de nuevo. 6 a 12 repeticiones a izquierda y a derecha, 1 minuto de reposo. 4 series..

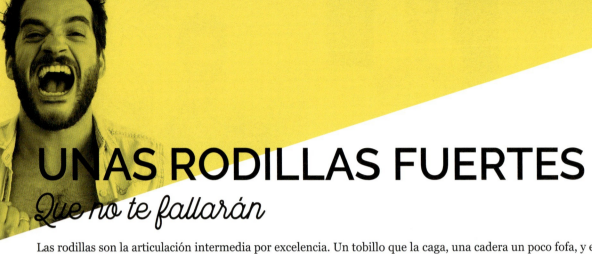

UNAS RODILLAS FUERTES
Que no te fallarán

Las rodillas son la articulación intermedia por excelencia. Un tobillo que la caga, una cadera un poco fofa, y es la rodilla la que paga el pato. Muy a menudo nos centramos demasiado y erróneamente en el dolor de la rodilla, pero por experiencia, más allá de los traumatismos directos (esguince, menisco, hematomas), la mayoría de los dolores de rodilla son compensaciones mal gestionadas de problemas de tobillo o de cadera. Así que, si quieres fortalecer tus rodillas, es importante incluir todo el tracto inferior.

Ejercicios buenos para unas rodillas de acero

1 **Fortaleciendo desde el sofá:** colócate en puente, con los brazos bien extendidos, en tu sofá. Los talones se apoyan bien en el suelo. Imagina que eres una tumbona. Estira una pierna, aguanta 6 segundos en el aire. Descansa. Hazlo 5 veces a izquierda, 5 a derecha. 20 segundos de reposo, todo 4 veces. Si alguien se te sienta encima, eso es que se te da que te cagas lo de hacer de tumbona.

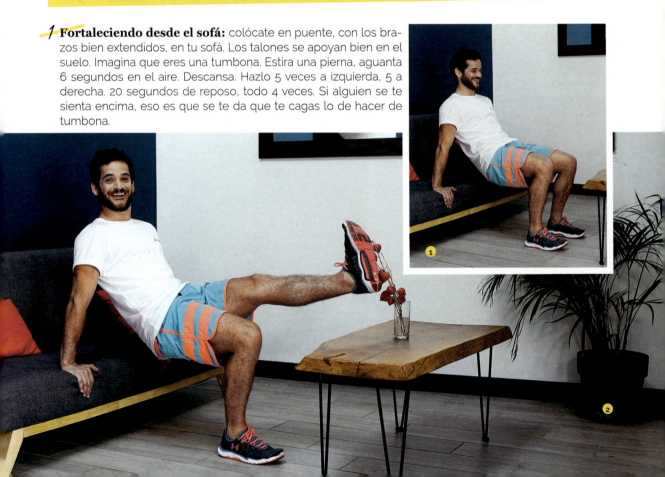

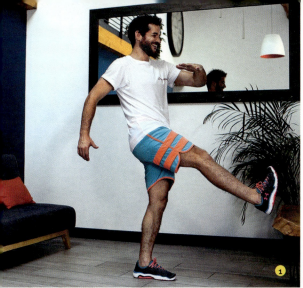

2 Push kick-front kick: de pie, da una patada delante de ti, como si quisieras tirar una puerta. Estira la pierna hacia delante para el push, los dedos del pie hacia ti, y coloca el pie detrás de ti para bajar en zancada.

Después da directamente una buena patada, la pierna estirada y que suba lo más alta posible para el front kick, el pie en punta. Para ayudarte, tienes derecho a imaginarte que la puerta tiene huevos. Visualiza los huevos, ¡y dale a la puerta!

12 a 20 repeticiones a izquierda y derecha, 1 minuto de reposo. 4 series.

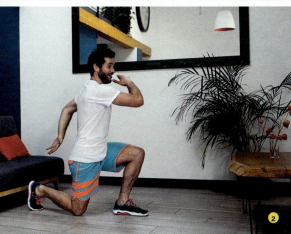

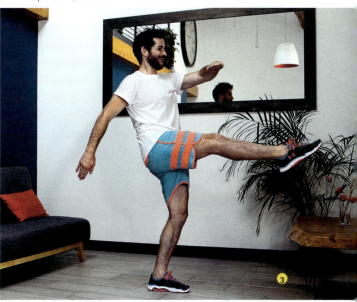

3 Zancada hacia el sofá: te han invitado unos amigos a su casa. ¿No te parece que su sofá está demasiado limpio, y además te duele la rodilla?

La ocasión resulta perfecta para colocar tus zapatos (bien guarros) sobre el sofá y así que bajes en movimientos de zancada hacia atrás.

Hazlo 6 veces a izquierda y 6 a derecha. 30 segundos de reposo. Todo hasta que tus anfitriones te piden que pares ya. Y si no, pues hazlo 6 veces.

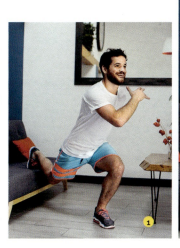

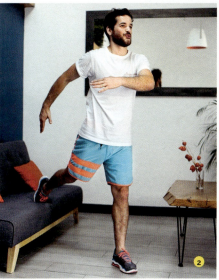

UNA ESPALDA PODEROSA
y unos hombros estables

La espalda, la espalda... ¡A espalda vuelta, no hay repuesta! Estoy hasta las narices de cómo esta articulación tan magnífica está por desgracia fatal comprendida. El día en que la gente deje de considerar la espalda como una articulación «aparte», lo habrán comprendido todo. La espalda no tiene que ser protegida, mimada, evitada. Al contrario, tiene que ser utilizada para moverse, llevar, follar. En fin, para vivir y pasárselo genial.

Vale, ¿pero y qué hacemos entonces cuando nos duele? ¿Cómo hacer cuando moverse se convierte en un calvario? ¿Cómo actuar cuando hacer el amor se vuelve un suplicio? ¿Y en qué nos convertimos cuando ya no tenemos ganas de pasárnoslo genial?

Pienso que es aquí donde TODO lo que llevo explicándote desde el principio del libro adquiere su significado: el entrenamiento correcto, en el momento correcto, con el nivel adecuado.

De ese modo, podemos imaginarnos muy bien lo siguiente: en caso de dolor de espalda, intenta hacer UN ejercicio. Empieza por el más fácil. Hazlo 10 veces y descansa 1 minuto.

¿Cómo ha ido?
Hazlo todo 4 veces.
Y ahora, ¿cómo te sientes?
Espera dos días.
¿Cómo estás ahora?

Si llevas con dolor de espalda desde hace demasiado tiempo, y tienes miedo, pero aun así el entrenamiento ha ido bien, ¡entonces a seguir! Hazlos TODOS los días durante un mes. Y si te resulta demasiado fácil, haz un ejercicio de nivel 2. Igual: 10 repeticiones seguidas de un minuto de descanso.
Después, escanea tu cuerpo de manera benevolente. Vuelve a hacerlo 4 veces, dejando 2 días libres. Nuevo escaneo corporal benevolente. ¿Cómo te sientes?
¡P'alante como los de Alicante, todos los días!
Si se vuelve demasiado duro, vuelve al nivel 1. ¿Es más fácil? Entonces pasa al nivel 3. ¿No puedes hacerlo todos los días? Pues hazlo al menos 3 veces, con sesiones más largas y 20 minutos de marcha incluidos.

Ejercicios para desarrollar una espalda fuerte y unos hombros eficaces

1. Marcha rápida nivel 1

El movimiento para la espalda más subestimado de toda la tierra, y sin embargo el mejor. Se trata de caminar rápidamente 20 minutos. La marcha agrupa una contracción de los músculos profundos de la espalda y una expansión torácica, y además ayudando en los problemas de digestión y del humor. Puede combinarse con meditación, con un paseo por el bosque y con actividades en grupo. Gratis, no necesita de ningún material en particular. La marcha es buena para las rodillas, las caderas, los tobillos y los hombros, actúa sobre nuestra capacidad respiratoria y nuestro sistema inmune.

¿Sigues sin estar convencido? Pues camina rápidamente todos los días durante 20 minutos y volvemos a hablar en tres semanas. ¿Caminar te resulta doloroso? Entonces reduce el tiempo, las distancias y las frecuencias, pero conserva la regularidad.

2. La «Y», espalda contra la pared

Contrariamente a lo que podría parecer, este ejercicio no es para ganar músculo. Para ser sincero, la carga (el peso de los brazos) es demasiado débil. Es más bien un ejercicio de aprendizaje: hay que llegar a bloquear la espalda, pegada al máximo.

La idea aquí es que al subir los brazos podamos sentir cómo se contraen los músculos de la espalda. En las personas que suelen tener con regularidad dolor en la espalda, es frecuente que no sean ya capaces de diferenciar entre una contracción muscular un poco incómoda, incluso dolorosa, y un auténtico dolor. Aquí lo que vas a sentir es solo una contracción muscular.

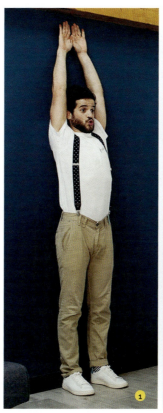
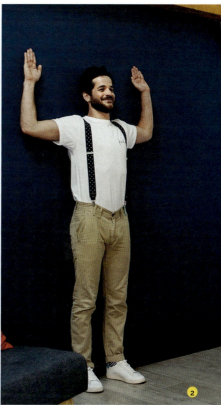

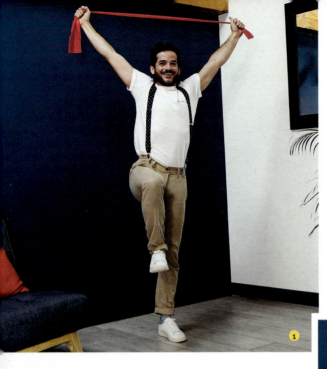

3. **La cigüeña:** este ejercicio es simple, permite activar a la vez la estabilidad de la pelvis, el transverso y los músculos posturales, así como abrir los hombros y el diafragma.

Parece simple, y tanto mejor, porque lo es. ¡Y es tan simple como eficaz!

2 ciclos respiratorios a la izquierda, 2 a la derecha, 10 veces, un minuto de reposo. 4 series.

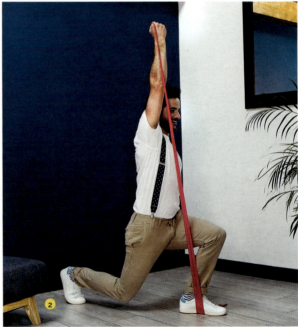

4. **Las zancadas *overhead*:** igual que en la cigüeña, pero además añadimos una rodilla al suelo.

Aprendemos a coordinarlo, y dependiendo del peso que metas, puede convertirse en algo realmente jugoso.

6 a 15 repeticiones a la izquierda y a la derecha, un minuto de reposo. 4 series

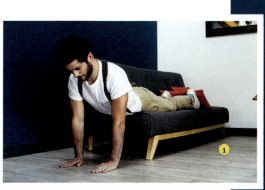

5 Superman en el sofá: instálate en el sofá como si estuvieras en la proa de un barco. Eres un águila. Extiende tus alas elásticas estirando los brazos. En realidad, volar es más difícil que esto.

Aguanta 3 segundos en el aire.
5 a la izquierda, 5 a la derecha.
30 segundos de descanso.
Todo en 6 series.

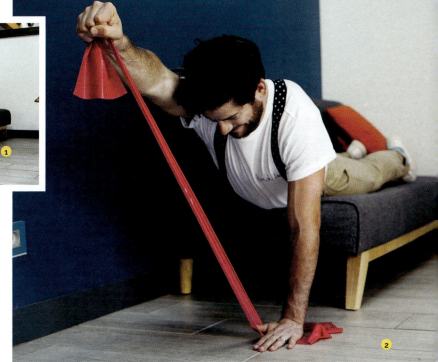

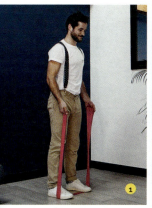

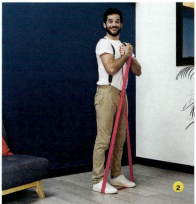

6 El *good morning*: es un ejercicio de fortalecimiento y de movilidad.

Basta con inclinarte hacia delante con la espalda recta y volverse a levantar, un poco como los japoneses cuando saludan. Este ejercicio permite fortalecer la cadena posterior (espalda, nalgas, isquios) y estar más recto. Podemos hacerlo sin nada o con algún peso.

8 a 15 repeticiones,
1 minuto de descanso,
4 series.

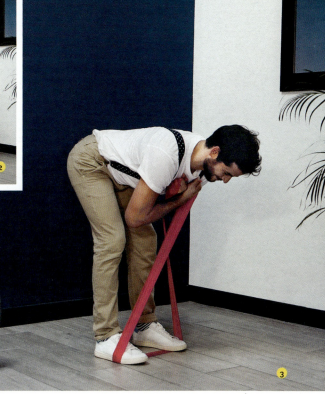

7 El flamenco rosa

1 Es un poco como el *Good morning* pero en una sola pierna.

2 Y te inclinas hacia delante.

3 Y después estiras los brazos.

Es durísimo, ieh! Intenta ser un flamenco rosa 24 horas, buah, no es pan comido que digamos.

6 veces pierna izquierda, 6 veces pierna derecha. Todo 4 veces, con 30 segundos de pausa entre cada uno.

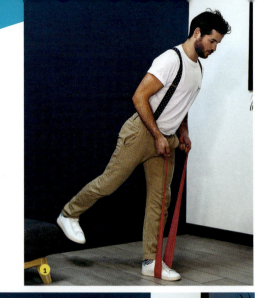

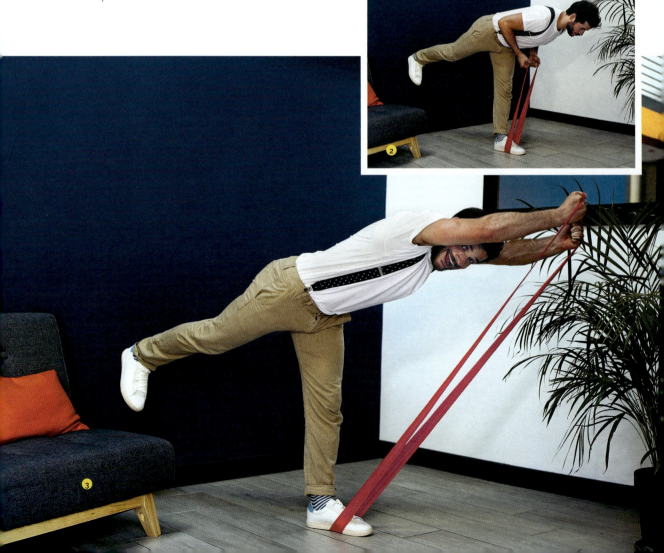

SÉ BENEVOLENTE CON LOS DEMÁS
pero sobre todo contigo mismo

Hay algo visceral dentro de ti que te chirría cada vez más. Tienes ganas de gritar y eso te corroe por dentro. Tienes una voluntad corrosiva de cambiar sin saber por dónde comenzar...

Ves cómo los otros lucen músculos definidos, vientre plano y sonrisa demasiado brillante. ¿Y tú qué?

Tú no sabes por dónde empezar.

Empieza por hoy.

Hoy será duro.

Mañana será duro.

Pasado mañana, será duro.

Pero no te rendirás.

Que le den al #nopainnogain. Es una gilipollez que no aguantarás a largo plazo. Céntrate simplemente en el placer de hacerlo mejor que ayer. Progresa a tu ritmo mientras sea persistente.

Y no te cabrees contigo cada vez que falles, es normal, no eres un deportista profesional. Nadie espera de ti un alto rendimiento, nadie te dará una patada en el culo todas las mañanas para superarte.

Sé perseverante. Vuelve a empezar. Una vez y otra. Persiste. Aguanta. Avanza. Acepta que algunos días necesitarás un empujón y otros un hombro para llorar.

Eres humano, no una máquina. Así que trátate como tal. Trátate siempre con benevolencia en tus fracasos sin por ello ceder tampoco a la autosuficiencia de tus éxitos.

Día 1.

Mañana es el gran día.

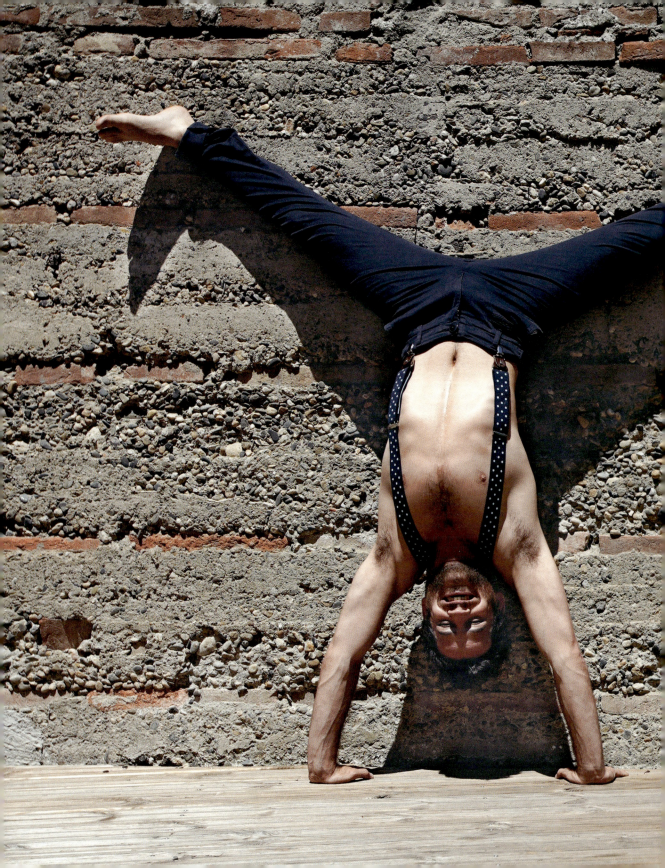

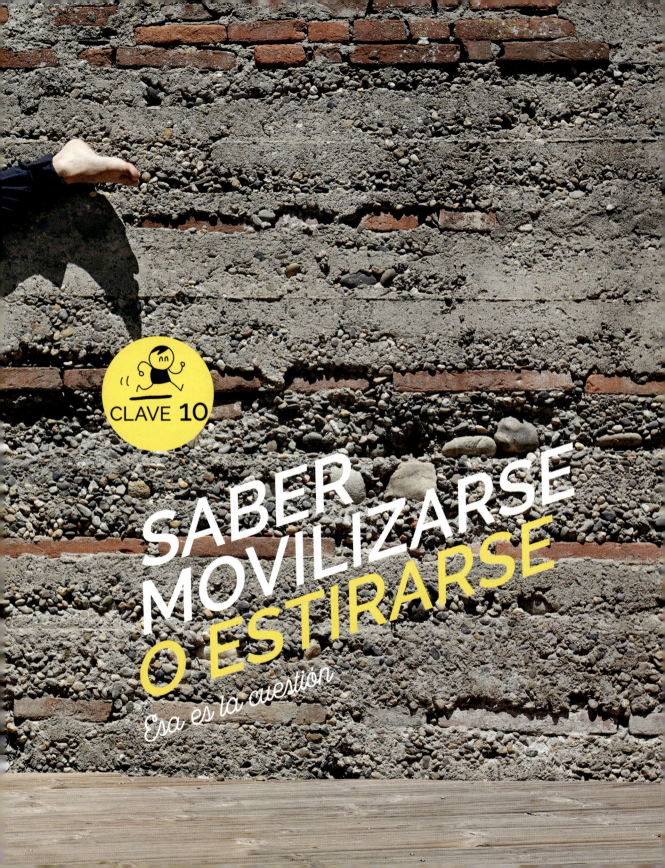

Quizás te sorprenda encontrar el capítulo sobre los estiramientos tan al final del libro, pero voy a explicarte el porqué. Antes de ser un divulgador científico, soy ante todo un científico. Y respecto a los estiramientos, científicamente no se sabe gran cosa.

Tan sorprendente como pueda parecer, hoy en día aún no se sabe realmente si los estiramientos son necesarios, si son útiles, cuándo y cómo hacerlos e incluso si evitan lesionarse. Parecería que depende de cada individuo. También, en este capítulo, te voy a dar **los grandes titulares**, quizás para la mayoría de quienes me leen irán bien, pero para algunos sonarán quizás como… tonterías absolutas. Comprenderás rápidamente por qué, tan difícil que es tener una respuesta.

Así es como va la cosa en el análisis de estudios científicos sobre un tema tan complejo como los estiramientos. Por ejemplo, a la pregunta: «¿es bueno estirar la espalda para la espalda?», el científico responderá: «voy a empezar recopilando todos los estudios que hablan de estiramiento, todos los estudios que hablan de dolor de espalda, y todos los estudios que hablan de dolor de espalda y estiramiento».

Y así, dará con 30 000 estudios:

— Un estudio sobre el dolor de espalda en mujeres de 18-35 años con artrodesis.
— 35 estudios sobre los estiramientos en hombres sedentarios.
— 245 estudios de los protocolos comparativos de estiramientos entre atletas canadienses que practican el sprint.
— 4 estudios sobre estiramiento posoperatorio por hernia discal.
— Etc. Etc. Hasta 30 000.

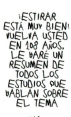
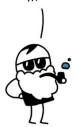
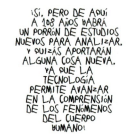
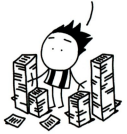

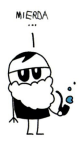

Recopilar todos estos estudios es lo que se denomina una revisión sistemática, lo que permite ofrecer «grandes tendencias de comprensión del fenómeno». El único problema es que se comprenden a escala global, de la población, y no a escala del individuo.

¿Y si hiciéramos balance de los famosos estiramientos?

Volvamos a nuestro ejemplo: «¿estirar la espalda es bueno para la espalda?».

La respuesta será múltiple: «depende: ¿para quién, para qué, qué estiramiento, cómo estirarse?, etc.».

Es por este motivo por el que sobre los estiramientos (y sobre un montón de otros temas: agujetas, calambres, osteopatía visceral…), la ciencia sigue teniendo muchas dificultades en pronunciarse, ya que la observación de los criterios es difícilmente reproducible de un individuo a otro. De ahí por lo que, una vez más, ya estás empezando a conocerme, el contexto es importante.

Una vez explicado esto, voy a proponerte las grandes tendencias, científicamente consideradas como que son las más probables… ¡hasta que a su vez sean puestas en duda!

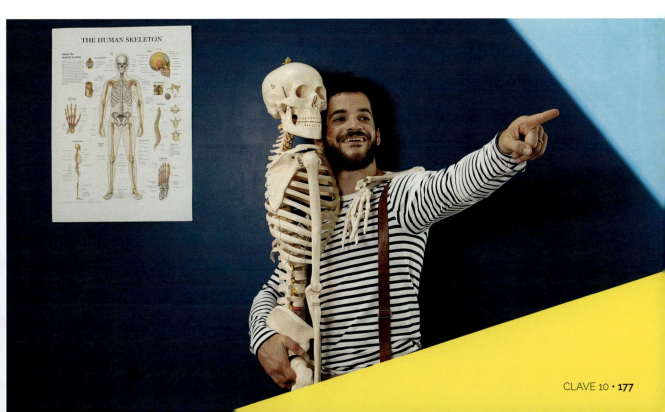

¿ESTIRAMIENTO O MOVILIDAD?

No es lo mismo

De hecho, empecemos por ponernos de acuerdo respecto a posibles desacuerdos y distingamos el estiramiento de la movilidad. Veremos también cómo y cuándo hay que realizarnos. Para ello, vamos a esclarecer los puntos siguientes:

1. ¿Qué sucede cuando estiramos?
2. ¿Qué sucede cuando practicamos movilidad?
3. ¿Por qué estirar? ¿Por qué practicar movilidad?

Zoom sobre
Y DE HECHO, LA MOVILIDAD, ¿QUÉ ES?

Es el hecho de moverse en consciencia plena y en las amplitudes completas de nuestro cuerpo. Se trata de estiramientos activos, y de hecho podemos encontrarlos en un montón de lugares: el yoga es movilidad, el calentamiento es movilidad, la psicomotricidad es movilidad, y muchos otros... Se trata simplemente de tomarse el tiempo para trabajar de forma constante el nexo entre nuestro cerebro y nuestros músculos para realizar un movimiento. (Re)aprender a moverse, vamos. Y esto relaja mogollón.

---

1 ¿Qué sucede cuando estiramos?

Cuando hablo de estiramiento, me refiero al estiramiento de tipo «*stretching* pasivo».

Contrariamente a lo que se piensa, no estiramos el músculo: se sobreentiende, estirando no conseguimos músculos más largos. Estirándose, disminuimos la sensibilidad al dolor, aumentamos la capacidad de encajar un mensaje doloroso.

El músculo no se alarga:

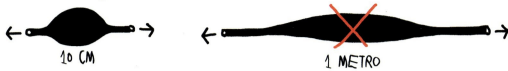

Se vuelve menos doloroso cuando lo ponemos tenso:

Esta información sobre **la pérdida de sensibilidad al estiramiento *versus* el alargamiento del músculo** es muy interesante y cambia un montón de cosas.

Porque, y seamos sinceros: cuando la gente se estira, normalmente lo hace para alargar el músculo. Incluso a veces hay personas que me han explicado que uno puede adelgazar gracias a los estiramientos.

Y resulta tentador de creer, pero tú no eres un chicle.

Para adelgazar, es más una cuestión de lo que metes en tu plato. Así que tú verás si quieres estirar mientras comes como si no hubiera mañana, pero lo veo difícil... :D

El estiramiento, a priori, serviría más bien para disminuir el dolor ligado al... estiramiento.

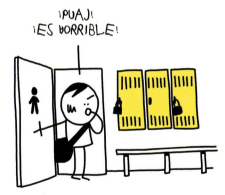

Lo que resulta bastante lógico de hecho. Cuando estiras 30 segundos, ganas en «flexibilidad». Sin embargo, tu músculo sigue siendo igual de largo (la prueba es que cuatro horas después estarás de nuevo igual de «rígido» que antes). Así que no has alargado tu músculo, simplemente has conseguido disminuir el dolor temporalmente (hablaríamos más bien de sensibilidad al estiramiento). Es un poco como cuando entras en el vestuario después de hacer deporte, al principio apesta, pero al cabo de algunos minutos ya apenas notas el hedor. Y sin embargo ahí sigue, pero tu cerebro ha decidido no prestar más atención a esta información. Se vuelve menos sensible.

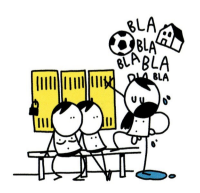

Si me sigues y eres adepto a los estiramientos, entonces me dirías: «bueno, sí, pero yo me estiro continuamente, he ganado mucha flexibilidad gracias a eso, y me siento mejor, así que no es cierto que los estiramientos no sirvan para nada».

Pues ahora que lo dices, jamás he dicho yo que no sirvan para nada ;-), al revés, si volvemos al ejemplo del vestuario de deporte, si entras todos los días durante dos años, al cabo de un tiempo ya ni te darás cuenta.

Te habrás acostumbrado. Incluso a los olores más fuertes.

Pues para los estiramientos es lo mismo: cuantos más hagas, más flexible serás.

Entendemos que cuando un músculo duele, estirarlo es un buen medio de aliviar el mensaje doloroso **de manera temporal**.

Todo esto es bastante lógico: el cuerpo se adapta. Y para adaptarse, estirando para fortalecer, necesitará un estrés mecánico suficiente. Así que para «ganar realmente» músculos más largos, para literalmente conseguir fibras musculares más largas, esto es lo que tendrías que hacer, a ver qué te parece:
- 5 a 7 sesiones de estiramiento a la semana.
- Con un dolor de entre 6 a 8 sobre 10.
- Un trabajo de 20 minutos sobre cada músculo.

No hace falta decirte que esto es una auténtica tortura... sabiendo que tener músculos más «largos» tampoco te hará crecer los huesos. Así que el interés de todo esto es totalmente cuestionable (y lo veremos cuando demos la respuesta a la tercera pregunta).

> ### Zoom sobre
> #### LOS SUPERFLEXIBLES
>
> En el caso de los practicantes de yoga, gimnastas, bailarines y practicantes de artes marciales, a quienes se les han impuesto horas y horas de estiramiento, sí se han observado reajustes en células musculares que se han estirado.
>
> En ellos se ha dado a la vez una adaptación nerviosa a la sensibilidad Y una adaptación muscular, los músculos se han estirado.
>
> PERO eso es porque han hecho MUCHO, con frecuencia a una edad muy temprana.
>
> Así en general: no solo ya no huelen el vestuario, sino que encima son capaces de oler específicamente el olor de un slip sucio, de un ramo de rosas o de una tarta de limón en el vestuario. Es genial, ¿verdad?
>
>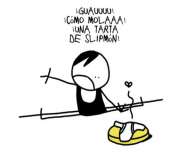

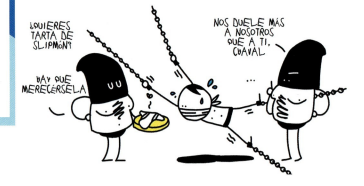

2. ¿Qué sucede cuando practicamos movilidad?

La movilidad, o estiramiento dinámico, es al contrario un movimiento activo, que va a buscar la amplitud máxima de un músculo, para volver de manera repetida.

En realidad, se trata de un fortalecimiento muscular, normalmente sin peso en la amplitud máxima. Como en el yoga. Así de simple.

Por razones de filosofía deportiva, de moda, podemos encontrar movilidad bajo diferentes formas (yoga, pilates, danza, gimnasia, animal flow, *stretching* dinámico, etc.). Sea como sea, el principio de la base de la movilidad es el mismo: fortalecer el cuerpo gracias a posiciones de gran amplitud.

▶ ¿Esto está bien? SÍ.

— Esto permite construir un cuerpo móvil y dueño de su movimiento.
— Aprenderás a dominar tu cuerpo en el espacio.
— Ganarás en fuerza, en resistencia, en coordinación.
— Disminuirás la intensidad del dolor y te harás mucho bien. Vamos, es genial.

▶ ¿La movilidad protege de las lesiones?

A día de hoy, honestamente, no se sabe, pero probablemente sea porque resulta casi imposible de evaluar.

3. ¿Por qué estirar? ¿Por qué practicar movilidad?

Esta pregunta es mucho más profunda de lo que parece. Y ahora que ya tienes bien metida en la cabeza la diferencia entre **un estiramiento (estático) y una movilidad (dinámica)**, la pregunta es más que legítima.

▶ ¿Por qué estirarse?

Voy a darte la versión de la ciencia, y después la mía (la que me da mi propio cuerpo).

Según la literatura científica, estiramos para ganar en amplitud. La amplitud es, por ejemplo, poder abrirte de piernas. Y uso este ejemplo a propósito, porque ilustra perfectamente el «cacho lío» que hay respecto a los estiramientos.

Al estirarte, lograrás abrirte de piernas. Algunos lo conseguirán más fácilmente que otros, pero podrás lograrlo (recuerda: al precio de 5 a 7 sesiones por semana, con un dolor de entre 6 a 8, estirando 20 minutos cada músculo), pero al parecer la tarta de slipmón es exquisita ;-)

Así que te devuelvo otra pregunta: ¿para qué estirarse? ¿Para qué querer abrirse de piernas?

Por ejemplo, para la danza, la gimnasia, tus retozos sexuales, en fin, lo que quieras, y lo que sea, para responder a algo muy preciso.

Sin embargo:
— Saber abrirte de piernas no va a disminuir tu riesgo de lesión.
— Saber abrirte de piernas no va a disminuir tu dolor.
— Saber abrirte de piernas no va a disminuir tus agujetas.
— Saber abrirte de piernas no va a aumentar tu esperanza de vida.
— Saber abrirte de piernas de permitirá responder a TUS objetivos de abrirte de piernas. Y no está mal.

Lo que estoy intentando hacerte comprender es que con frecuencia asociamos la flexibilidad con un cuerpo saludable. Y es falso. Quizás sea más «bonito», quizás sea más «armonioso», pero estadísticamente, las personas rígidas y las personas flexibles tienen los mismos «riesgos» de hacerse daño. Simplemente, se mueven de manera diferente. E incluso tengo tendencia a decir (según mi experiencia personal) que los flexibles se lesionan con más frecuencia respecto a los rígidos aunque cicatrizan más rápido; los rígidos se lesionan rara vez, pero cuando lo hacen, cuesta más superarlo. Tema para estudiar...

Ahora, siempre desde mi punto de vista: he observado en mi caso que me gusta estirarme, me hace mucho bien. Cuando tengo un punto de dolor, el estiramiento actúa instantáneamente, y la movilidad, por su parte, me permite aprender a moverme mejor, y a gastar menos energía en mis movimientos. Me siento más fluido y más fuerte cuando hago sesiones de movilidad. Después tengo la sensación de moverme mejor, y he observado que tengo menos dolor en los períodos en los que me estiro.

Mi experiencia personal no está ligada a lo que dice la literatura científica. Y perdóname la expresión: estoy hecho jodidamente del revés, lo que tampoco es grave.

El error sería decir que mi experiencia personal es la verdad, y que estarás cometiendo un error si no eres como yo. Por ello, yo te comento lo que la literatura nos enseña; si tu caso es diferente, es totalmente normal

▶ En fin, respondiendo a la pregunta «¿por qué estirarse?», yo respondería con este árbol de decisión:

«Pues estírate» ← SÍ ← ¿TE GUSTA ESTIRARTE? → NO → «Entonces no lo hagas, y no escuches a quienes te dicen que deberías estirar»

▶ **¿Por qué practicar movilidad?**

Aquí la respuesta es más simple. La movilidad permite ganar control sobre el movimiento Y ADEMÁS amplitud.

Ejemplo:
— Los estiramientos te ofrecen un Ferrari.
— La movilidad te ofrece un Ferrari Y unas clases para aprender a conducirlo.
¿Ves la diferencia?
— El Ferrari es la amplitud = voy lejos.
— Las clases de conducción son el control del movimiento = voy lejos Y domino el movimiento.

Otro ejemplo, esta vez con el golf.
Para el golf, necesitas una gran amplitud de rotación. Pero teniendo en cuenta la inercia del movimiento, sin control, irás demasiado rápido, demasiado lejos, en un movimiento no dominado. La consecuencia será en el mejor de los casos una bola perdida, en el peor un «dolor de riñones», *aka lumbalgia*.

Y otro ejemplo más: estás llevando un sofá para una mudanza.

No estás acostumbrado a llevar cargas tan pesadas; tus lumbares, tu pelvis y tus caderas no están acostumbrados a subir y bajar, y el cerebro no sabe cómo gestionar todo esto. Resultado: al levantarte, ¡paf! Dolor de espalda.

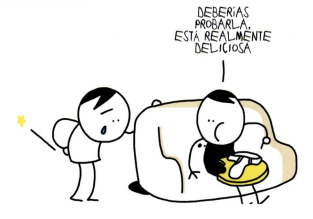

▶ La movilidad sirve para esto: para aprender a utilizar correctamente tus articulaciones, tus músculos y tu cerebro, además de desarrollar permanentemente una mejor escucha de tu propio cuerpo. Guay, ¿no?

▶ A título personal, realizo tres estiramientos de 30 segundos para disminuir un dolor rápidamente y hago movilidad (sesión de 20 minutos) cuando quiero ser más eficaz en un movimiento (por ejemplo, con el *squat*) como llevar a mi hijo, movilizar a un paciente, etc.

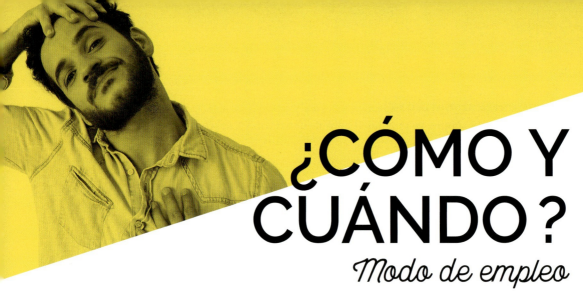

¿CÓMO Y CUÁNDO?
Modo de empleo

1 ¿Cómo estirarse? ¿Cómo practicar movilidad?

Las **grandes tendencias para los estiramientos** son las siguientes:
— Nada de estiramientos ANTES del deporte (eso bajaría el rendimiento).
— Estirar dos horas después del esfuerzo, incluso al día siguiente.

Y aquí también depende de cada persona, pero la explicación sería una de las dos siguientes, o incluso la combinación de las dos:
— Hipótesis 1: cuando haces deporte, creas microtraumatismos en las fibras musculares (ver capítulo 1). No obstante, el estiramiento aumentaría esos microtraumatismos.
— Hipótesis 2 (a la que me adhiero más): el estiramiento disminuye la sensibilidad del vínculo cebero-músculo al dolor. Sin embargo, este dolor tiene una utilidad, aparece para proteger el músculo.

Así que, **estirándose antes**, exponemos al músculo a ir a unas amplitudes para las que no estaba listo. Y **estirándose después** del deporte, cuando el músculo está caliente, está menos sensible, así que estirarlo en ese momento comporta el riesgo de llevarlo, aquí también, por encima de sus capacidades.

No obstante, sea cual sea la hipótesis seleccionada, si el estiramiento tiene como objetivo «únicamente» el disminuir la sensibilidad de un músculo, no habría ningún interés en estirarse ni antes… ni después, en realidad. Como mucho, a la mañana siguiente por las agujetas, y con suavidad… aunque aquí, de nuevo, la movilidad sería más eficaz para disminuir la sensación desagradable de cerrazón ligada a las agujetas.

▶ A título personal, he separado completamente estiramiento y deporte. Nunca me fuerzo a estirarme antes, y muy rara vez después, salvo cuando he notado que he repetido demasiado un movimiento en un sentido y mi cuerpo necesitaba ir al otro. Un poco como un «estiramiento» al despertarse, en realidad.

▶ Respecto al tiempo de estiramiento, intenta ir a entre 25 y 90 segundos, con una intensidad dolorosa de entre 2 y 4 en una escala de 10. Pero siéntete libre de probar otra cosa y mira a qué reacciona tu cuerpo mejor.

Pasemos ahora a la **movilidad**. Distingo aquí dos diferencias:
— Movilidad para sentirse bien.
— Movilidad para ganar en amplitud y en control motor.

Si deseas practicar movilidad para sentirte bien: hazlo todas las veces que quieras, diría incluso que tanto como puedas, sobre todo si tienes una profesión sedentaria. Verás que estarás limitado con más frecuencia por el hecho de no pensar en ello que por el hecho de hacer demasiado.

Si deseas ganar en amplitud y control: dedica sesiones de entrenamiento a la movilidad, ya sea incluyendo un ejercicio de movilidad (como he hecho en el programa de ocho semanas, ver página 202), ya sea dedicándole una sesión completa (ver sesión 3, semana 2 del programa).

2 ¿Cuándo estirarse y cuándo practicar movilidad?

Para el estiramiento: estírate cuando sientas dolor Y si el estiramiento lo disminuye sin producir otros. La noción de dolor es importante aquí.

Y es que veo con MUCHA frecuencia a gente arrastrando tendinitis, desgarros musculares, secuelas de esguinces, que me dice: «no entiendo, me estiro continuamente y sin embargo me sigue doliendo». Esto quiere decir, simplemente, que el estiramiento no es la solución a tu problema.

¿Cómo saber si tu cuerpo necesita estirarse?
Esto es lo que yo te aconsejo: haz dos veces el mismo entrenamiento en dos estados de forma casi idénticos, con una alimentación y un número de horas de sueño similares.
— Después del primer entrenamiento, estira según el método que hayas identificado como el más eficaz (tiempo, intensidad, dolor sentido, etc.).
— Después del segundo entrenamiento, no te estires.
— Observa los resultados y tendrás la respuesta de qué es mejor para ti.

Respecto a la movilidad, si haces un deporte de competición, el período entre temporadas es el ideal para practicarla. Si no, haz tu sesión por la mañana al levantarte. Y cuando hagas deporte, practicar movilidad puede ayudarte para el calentamiento Y para entrenar después. Una sesión de movilidad quincenal o mensual también puede ser considerada (ver sesión 3, semana 2 del programa).

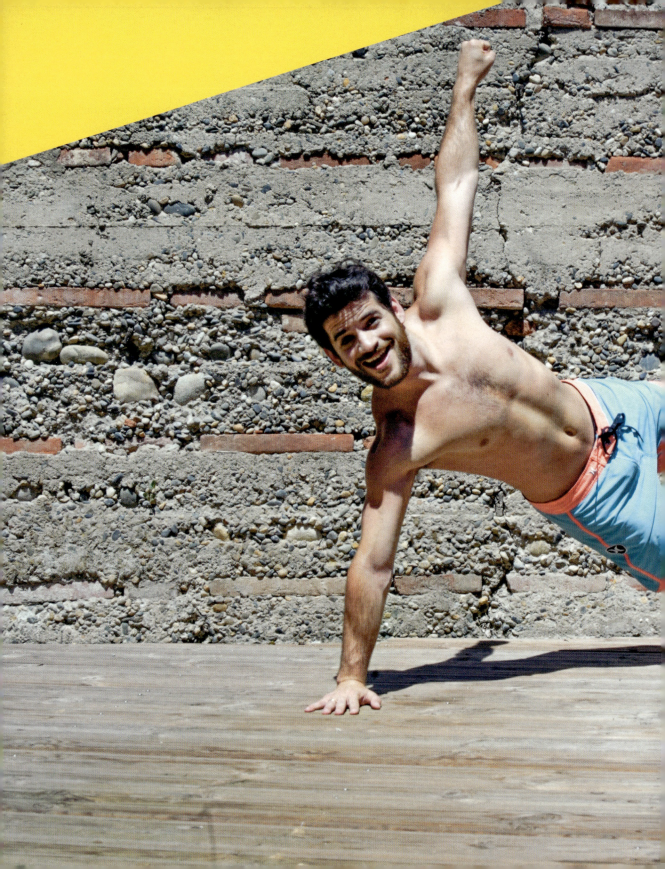

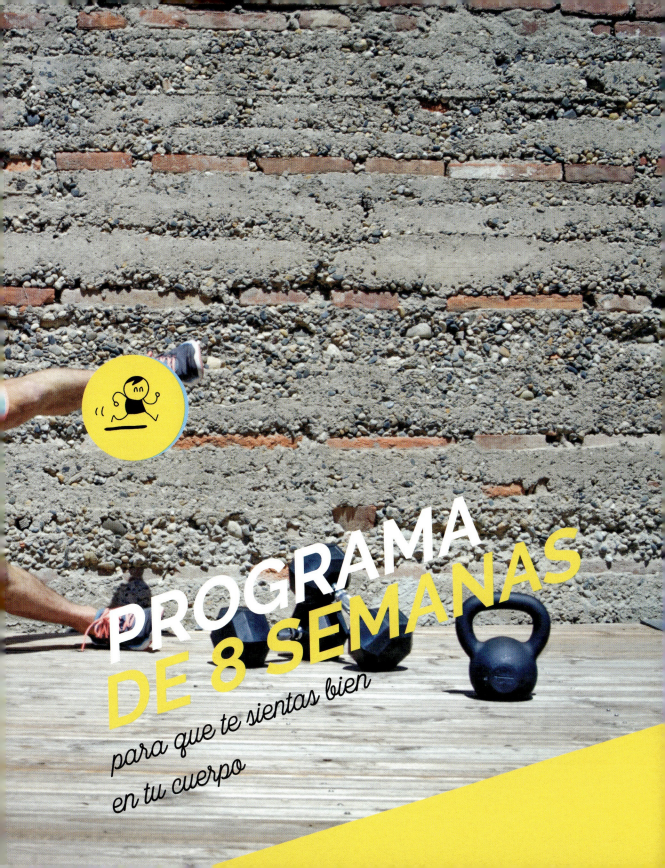

Hacer ejercicio está muy bien, y lanzarse es sin duda la etapa más dura. Lo normal es que los capítulos anteriores te hayan motivado. Ahora optimicemos tu energía para ir hacia la dirección correcta y lo más eficazmente posible.

Te propongo un programa de entrenamiento de ocho semanas, con niveles de dificultad adaptados a tu progreso. Cada semana, te muestro tres sesiones focalizadas. Te aconsejo que hagas una cada dos días, en vez de hacer tres días seguidos. Si por lo que sea te saltas un día, tampoco es grave. Si te saltas una semana, tampoco. Digamos que un 80 % de tus objetivos es llegar al 100 %. Esto quiere decir que, aunque no consigas hacer «más que» un 80 % de tus objetivos, ya es un éxito. Ten siempre en mente que si un movimiento es demasiado duro o doloroso, no es necesario que te hagas daño. Más vale disminuir la dificultad durante un tiempo, el que necesita la adaptación para hacerse. Y por supuesto, en caso de dolor, consulta con un profesional sanitario.

Te propongo que hagas primero un pequeño cuestionario de autoevaluación de tu nivel deportivo y del conocimiento de tu propio funcionamiento. El objetivo no es tanto juzgarte, no hay una respuesta «buena» ni una «mala». La salud no es una competición. El objetivo de este cuestionario es optimizar el programa deportivo de modo que tu progreso sea el más adaptado a tus capacidades. No pretende juzgarte, desanimarte y tampoco estigmatizarte. Sea cual sea tu nivel, ten por segura una cosa: estás en el lugar apropiado. No le debes nada a nadie. Estás aquí para sentirte bien, y para ello, lo mejor es saber de dónde partimos. Para que el test resulte fiable, no mires la puntuación hasta terminarlo.

1 En el transcurso de estos seis últimos meses, has hecho ejercicio:

A. Menos de una vez al mes 0
B. Menos de una vez a la semana 5
C. Entre 1 y 2 veces a la semana 5
D. Entre 2 y 3 veces a la semana 10
E. Más de 3 veces por semana 20

2 Hacer 20 *squats* es:

A. Algo marciano 0
B. Espantoso y doloroso 0
C. Cansado, pero puedo hacerlo 5
D. Puedo hacerlo 10
E. Está chupado 20

3 De manera general, en una escala de 0 a 5, ¿cuánto te darías con relación a tu estado de salud en general?

A. 0: estoy realmente mal 0
B. 1: todo es duro física y mentalmente, pero tengo ganas de que cambie 0
C. 2: me pilla lejos, pero sé de qué soy capaz 0
D. 3: me siento bien, aunque no hay que pedirme demasiado 5
E. 4: estoy en forma, puedo y sé superarme a mí mismo 10
F. 5: el deporte es mi vida 20

4 ¿Sufres de alguna enfermedad o patología que necesite un seguimiento médico o que limite tu actividad deportiva?

A. Sí, el deporte me está contraindicado 0

B. Sufro de una enfermedad, pero jamás me he atrevido/ he pensado en preguntar a un profesional sanitario si puedo hacer deporte 0

C. Llevo mucho con la enfermedad, me desaconsejaron el deporte pero no sé si sigue siendo una contraindicación 0

D. Me hacen seguimiento por ciertos problemas de salud, pero el equipo médico me alienta a que practique un deporte según mis capacidades 5

E. Tengo una enfermedad, pero he aprendido a gestionarla y adaptarme para poder continuar con el deporte a mi ritmo 5

F. En teoría mi estado de salud no me impide hacer deporte, pero no sé qué hacer, estoy desmotivado 5

G. No tengo ningún problema de salud 20

5 Hacer 5 km es:

A. Imposible 0
B. Un calvario 0
C. Posible, pero con pausas 0
D. No entra en mis costumbres, pero puedo hacerlo 5
E. Fácil 10
F. Los hago corriendo regularmente 20

6 Levantar peso en la práctica deportiva, es:

A. Imposible 0
B. No es para mí 0
C. No me gusta eso y me da miedo 5
D. Un buen modo de fortalecerse 10

E. A veces meto pesas en mi mochila solo porque me hace mucho bien saber que las llevo conmigo 20

7 Las agujetas para ti son:

A. Desconocidas porque nunca he hecho deporte realmente 0
B. Sistemáticas cada vez que hago deporte 0
C. Un signo de haber trabajado bien 0
D. Un fenómeno que muestra que mis fibras musculares están en vías de transformarse. Es frecuente que se den cuando retomamos el hacer ejercicio. Duran unas 48 horas, y voy a adaptar mi volumen de entrenamiento para no sufrir demasiadas. Un poco están bien, demasiadas es una porra 20

8 Tienes tendencia a hacer:

A. Realmente no lo suficiente 0
B. Más bien no lo suficiente 5
C. Hago lo que me indica el programa 10
D. Más bien demasiado -10
E. Realmente demasiado -40

9 Según tú, para obtener buenos resultados, es necesario:

A. No sentir nada 5
B. Sentir cierta incomodidad hacia el esfuerzo, que aprendemos a apreciar con el tiempo… algo así como una suegra que al final realmente es maja 10

C. No pain no gain. Si no duele, es que no es eficaz. También como una suegra, que había que decirlo -20
D. No entiendo nada, ¿qué tiene que ver todo esto con las suegras? ¿Tengo que hacer deporte con mi suegra, es eso? 5
E. Creo que la clave está en el equilibrio adecuado. Es decir, escuchar mi cuerpo con benevolencia y adaptar mi entrenamiento en función de mi estado físico, mental y social, como tan bien ha sido descrito por el magnánimo profesor emérito y serenísimo Major Mouvement, para trabajar de modo que las capacidades de adaptación de los tejidos de mi cuerpo estén siempre ligeramente por debajo de las cargas (intensidad, peso, velocidad) aplicadas a mi cuerpo, así como utilizar mis sensaciones como marcador de evolución. Hala, ¿alguna otra pregunta? 10

10 Quieres un programa:

A. Superfácil 0
B. Más bien fácil 5
C. Ni chicha ni limoná. Algo así como un programa medio blando 10
D. Duro 20
E. Me gusta si la cosa está muy muy dura (hablo del programa, eh) 40

CÁLCULO DE LA PUNTUACIÓN

Menos de 30.
Eres la reina de Inglaterra, puedes hacer deporte, pero mejor pídele el visto bueno a un médico antes de lanzarte. Un seguimiento por parte de un profesional sanitario o del deporte (kinesiólogo, coach) es aconsejable para asegurar tu seguridad o adaptar el programa a tu nivel.

Entre 30 y 100.
Eres Zidane… ¡pero hoy en día! Tienes un pasado glorioso, pero de eso hace ya algún tiempo… Acuérdate, la puntuación no importa mucho, te permitirá disfrutar al hacer ejercicio, entrar en un estado mental de éxito, y quién sabe, quizás en el transcurso del programa podrás probar el nivel superior.

Entre 100 y 150.
Eres Harry Potter, así que aunque no tengas buena cara… ¿quién mató a Volvemort? ¡Pues tú! En fin, él. Ay vaya, ¿no lo habías leído? El programa te pedirá esfuerzo, justo el necesario entre el placer y la dificultad. Te apetece moverte, pero aún tienes algunas preguntas y algunas dudas acerca de tus capacidades: ¡vamos a aprender esto juntos!

150 y más.
Eres Batman, ¡un auténtico jugador! ¡Pues muy bien, juguemos pues! Va a ser duro y sé que por eso estás aquí.

MODO DE EMPLEO

Cada semana, te indicaré el nivel de dificultad previsto. Así, en función de tu forma física global, de tu puntuación y de tus ganas, podrás adaptar la dificultad de la sesión, de modo que estés siempre en el nivel de entrenamiento correcto ;-)

 Relax.
Esfuerzo moderado, de fácil realización.

 Esfuerzo moderado,
a pesar de una sensación de dificultad.

 Esfuerzo difícil con una sensación desagradable pero no dolorosa.

 Esfuerzo muy difícil, resolviéndose con frecuencia por un fracaso muscular. No terminas la sesión, pero no es grave, de hecho, ese es incluso el objetivo: empujarte hasta tus límites pero sin romperte.

Para cada sesión, tendrás algunas indicaciones para que sea más fácil ✌, o más difícil ★.
- Si has sacado entre 30 y 100, sigue las indicaciones ✌,
- Si has sacado entre 100 y 150, haz el programa como se indica.
- Si has sacado más de 150, sigue las indicaciones ★.

Al final de cada semana, te preguntaré cómo te has sentido, para que puedas ajustar el esfuerzo la siguiente semana (✌ o ★).

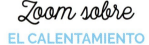

EL CALENTAMIENTO

Piensa en hacer tus calentamientos antes de cada sesión. Para la sesión 1 haz el calentamiento ①, para la sesión 2 haz el calentamiento ②, para la sesión 3 haz el calentamiento ③

Calentamiento ①
30 Jumping Jack + 20 Squat + 10 Bird dog. Todo durante 5 minutos, buen ritmo.

Calentamiento ②
30 Mountain climber + 20 Deadlift + 10 Mariposas. Todo durante 5 minutos, buen ritmo.

Calentamiento ③
30 Aquasplash + 20 Push press + 10 Sprinter. Todo durante 5 minutos, buen ritmo.

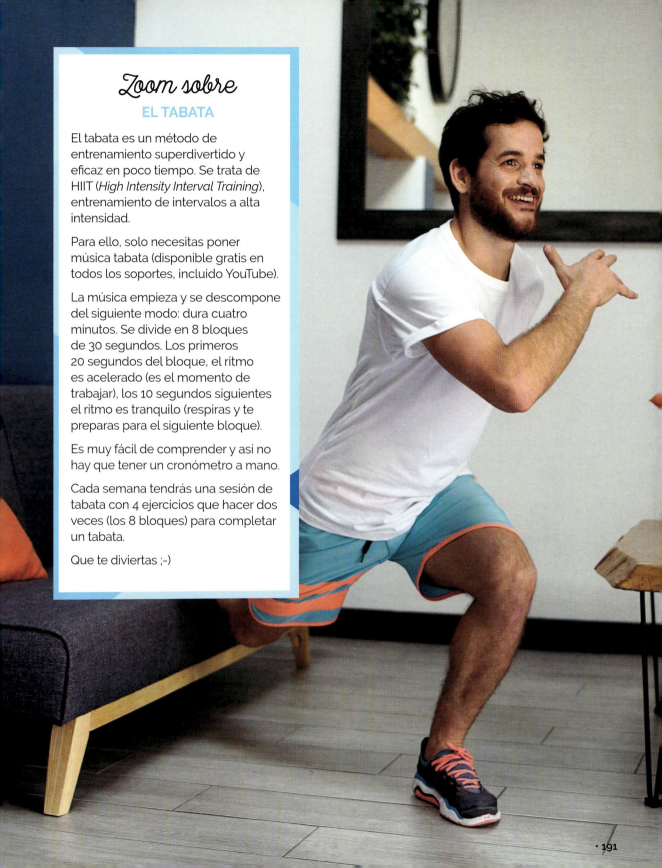

Zoom sobre
EL TABATA

El tabata es un método de entrenamiento superdivertido y eficaz en poco tiempo. Se trata de HIIT (*High Intensity Interval Training*), entrenamiento de intervalos a alta intensidad.

Para ello, solo necesitas poner música tabata (disponible gratis en todos los soportes, incluido YouTube).

La música empieza y se descompone del siguiente modo: dura cuatro minutos. Se divide en 8 bloques de 30 segundos. Los primeros 20 segundos del bloque, el ritmo es acelerado (es el momento de trabajar), los 10 segundos siguientes el ritmo es tranquilo (respiras y te preparas para el siguiente bloque).

Es muy fácil de comprender y así no hay que tener un cronómetro a mano.

Cada semana tendrás una sesión de tabata con 4 ejercicios que hacer dos veces (los 8 bloques) para completar un tabata.

Que te diviertas ;-)

MOVILIDAD

PLANCHA COBRA

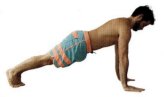
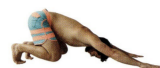
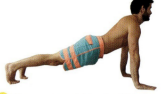

1 Colócate en posición de plancha pero bajo los hombros, los dos brazos bien plantados en el suelo.

2 Inspira, y al espirar, ve para atrás y agáchate como para tocar tus talones con las nalgas, estirando bien la espalda con los brazos estirados, la cabeza hacia abajo. Tu cobra se prepara para atacar.

3 Ataca en posición de plancha, ahuecando la espalda ligeramente hacia atrás, mantenida con los abdominales y los omoplatos, activados hacia abajo.

DEEP SQUAT

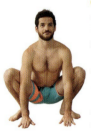
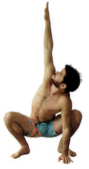
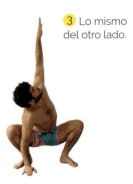

1 Colócate de cuclillas, las piernas separadas, los talones en el suelo (si es posible), los pies ligeramente abiertos hacia el exterior, la espalda recta.

2 Inspira. Coloca la mano izquierda en el interior del pie izquierdo y en una torsión de caderas (vientre, estómago y hombros y finalmente cabeza), aún en deep squat, levanta tu brazo derecho verticalmente, los ojos siguen a tu mano. Espira.

3 Lo mismo del otro lado.

PSOAS

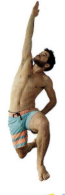
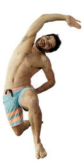
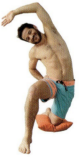

1 Adelanta el pie izquierdo para formar con la pierna un ángulo recto, en posición de caballero sirviente.

2 La espalda recta, sube el brazo derecho lo más alto posible. Inspira y espira en esta posición. E inclínate hacia la izquierda para estirarte, estira la mano derecha lo más alta posible.

3 Lo mismo del otro lado.

+ Variante con un cojín

ESCORPIÓN

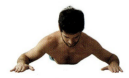
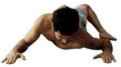
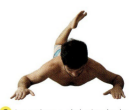

1 Estírate sobre tu vientre, apoyando los antebrazos como si fueran un candelabro, con las palmas de las manos al suelo.

2 Inspira. Levanta la pierna derecha y toca con la punta del pie el suelo, en el exterior de la pierna izquierda si puedes, como la cola de un escorpión a punto de atacar. Hay que buscar una torsión pero sin dolor. Espira.

3 Lo mismo del otro lado.

LA ESFINGE

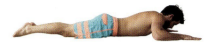
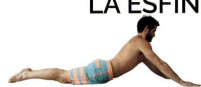

① Estírate sobre el vientre, los brazos ligeramente separados, palmas de las manos al suelo, ambas manos a la altura del rostro. Mete la barbilla hacia dentro...

② Inspira, y en la espiración, acerca la parte trasera de tu cráneo hacia tus nalgas, estirando bien la espalda, ahuecándola con los brazos estirados.

SPRINTER

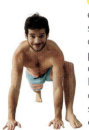 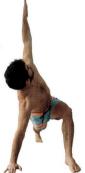 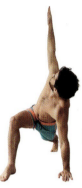

① Colócate como en una línea de salida, las palmas de las manos planas delante de ti En el suelo. Dos posibilidades: o la rodilla en el suelo, o la rodilla estirada.

② Inspira. En esta posición, haz una torsión levantando el brazo izquierdo como si fueras a hacer tiro con arco mirando hacia la mano para formar una bonita línea recta con tus dos brazos. Respira profundamente.

③ Llévalo al suelo y haz lo mismo del otro lado.

PIRIFORME SIMPLE

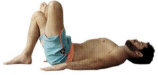 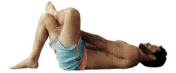 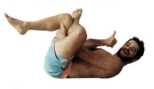

① Estirado sobre la espalda, lleva las rodillas en dirección al pecho. Abre el muslo izquierdo lateralmente, pie izquierdo sobre rodilla derecha.

② Coloca tu mano izquierda detrás del muslo derecho para juntarla con la mano derecha.

③ Haz lo mismo del otro lado.

PIRIFORME COMPLETO

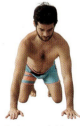 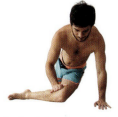 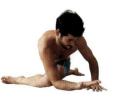

① A partir de la posición a cuatro patas, la barbilla bien hacia atrás, pon la rodilla izquierda bajo la mano derecha.

② Estira la pierna derecha lo más lejos posible, de modo que sientas el estiramiento en la nalga izquierda.

③ Coloca tu codo derecho delante de la rodilla izquierda. Haz lo mismo del otro lado. Espira profundamente ;-)

MOVILIDAD

CUADRADO LUMBAR

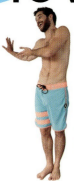

1 De pie, mejor delante de tu pared preferida, a distancia del brazo, la mano sobre la pared.

Si no tienes cerca una pared, puedes hacerlo igualmente, pero no estará igual de bien.

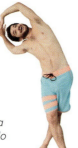

2 Coloca tu pie derecho lejos delante de tu pie izquierdo.

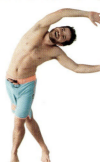

3 Abre el costado, estírate lateralmente y espira.

Variante con un pie colocado detrás o incluso delante. Mantener durante 30 segundos, 3 veces a la izquierda, 3 veces a la derecha.

CUADRADO LUMBAR SENTADO

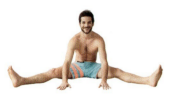

1 Sentado con las piernas separadas, puedes hacer esto mientras juegas con tus hijos o mientras doblas la ropa.

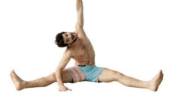

2 El codo derecho sobre la rodilla derecha, el brazo izquierdo se levanta.

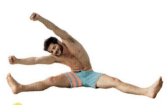

3 Levanta el brazo derecho igualmente y empuja lateralmente, relajando la cabeza.

LA MARIPOSA

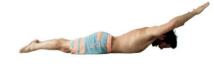

1 Estírate sobre el vientre, la frente sobre la esterilla. Mete la barbilla, levanta los brazos como un candelabro a la altura de los hombros, apretando los omoplatos.

2 Sube los brazos para que las manos se unan lo más lejos y lo más alto posible.

PUENTE HACIA ATRÁS + APERTURA

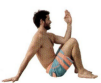

1 Coloca el codo izquierdo entre ambas rodillas.

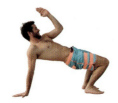

2 Levanta la pelvis, apoyando tus pies y tu mano derecha. Mira hacia el techo.

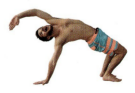

3 Levanta el brazo izquierdo. Envía el brazo lejos hacia atrás, estírate del lado izquierdo y hacia atrás como para formar un puente. Haz lo mismo del otro lado.

NINJA LATERAL

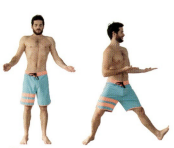 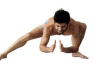 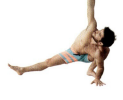

① Imagina que eres un ninja del siglo XVI en Japón. De pie, las piernas bien separadas, pivota conservando los brazos paralelos al lado izquierdo, inspira profundamente

② Flexiona la pierna derecha hacia el lado, y baja para colocar la mano derecha en el interior del pie derecho, mientras que en una torsión (vientre, estómago, hombros y finalmente cabeza), el brazo izquierdo se levanta hacia el techo. Síguelo con la mirada. La pierna izquierda está estirada, pie en flex.

③ Haz una torsión del otro lado, invirtiendo brazos y piernas. Pasa al otro lado, ninja san.

FLEXIÓN

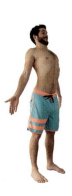 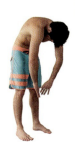 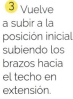 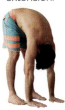 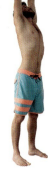

① De pie, aprieta los omoplatos, mete la barbilla, los brazos a lo largo del cuerpo, las palmas de la mano abiertas hacia el exterior en extensión completa, la espalda y la cabeza bien derechas (imagina un hilo que pasa desde la parte alta de tu cráneo hasta la pelvis).

② Enrolla la cabeza y los hombros, los brazos hacia dentro, baja vértebra por vértebra hacia delante pata intentar tocar el suelo con la mano (si es difícil flexiona las rodillas). Los hombros están relajados.

③ Vuelve a subir a la posición inicial subiendo los brazos hacia el techo en extensión.

GLOB

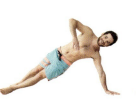 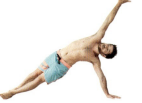 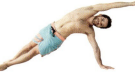 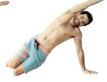

① En posición de plancha lateral, apoyándote en la mano derecha, con las piernas ligeramente abiertas y no alineadas del todo, forma una bonita línea pie-ombligo-nariz.

② Sube la mano hacia el zénit, y pivota, palma de la mano hacia el suelo, e intenta que sea lo más lejos posible.

③ Estira el brazo derecho en curva por encima de tu oreja derecha. Los ojos siguen a la mano. Lo mismo del otro lado.

(+) Variante con posibilidad de hacerlo sobre la rodilla.

PLANCHA DINÁMICA

BIRD DOG

El mejor ejercicio para un dolor de espalda crónica, también llamada plancha alternativa.

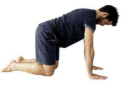

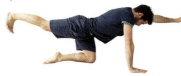

1 A cuatro patas, mete la barbilla, la espalda lo más neutra posible (respetando tus curvas naturales, personalmente tengo la espalda bastante ahuecada con nalgas pequeñas y redonditas).

2 Estira simultáneamente la pierna derecha y el brazo izquierdo. El brazo empuja lo más lejos posible, el pie lo más lejos posible. Tienes que sentir abdominales, espalda, nalgas, contraerse todos juntos. Tobillos flexionados o esturados. Hombros paralelos al suelo. 3 repeticiones. Cambia de lado. Variante más fácil: un brazo y el otro, una pierna y la otra, etc.

EL PASO DEL OSO

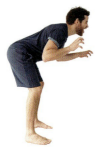

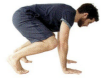

1 Baja en semi cuatro patas, dispuesto a saltar.

2 Coloca tus brazos en el suelo, uno después del otro, como reptando.

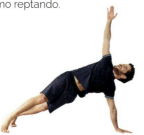

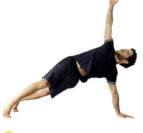

3 Avanza hasta posición de plancha, las dos manos al nivel de la cara.

4 Como un oso, lanza una garra hacia lo alto, a derecha, y a izquierda.

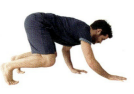

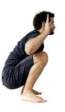

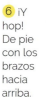

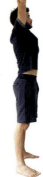

5 Vuelve a la posición inicial reptando, acabando en deep squat.

6 ¡Y hop! De pie con los brazos hacia arriba.

PLANCHA LATERAL

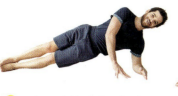 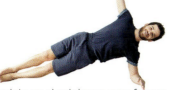 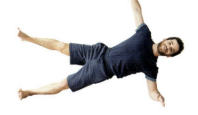

1️⃣ Estírate del lado izquierdo, apoyándote en el antebrazo para formar una bonita línea. Inspira y sube la pelvis, las caderas y las piernas bien fortalecidas en una espiración. Inspira y levanta la pierna de arriba a la altura de las caderas al espirar. Vuelve a bajar la pierna con suavidad y colócate en la posición inicial.

Para los más fuertes de entre vosotros, puedes abrir la pierna. Si es difícil flexiona las rodillas.

CULO ESTIRADO

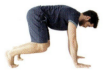 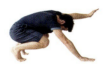 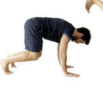 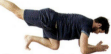

1️⃣ En posición semi cuatro patas, espalda recta, baja las nalgas a nivel de los talones.

2️⃣ Estira un brazo en la alineación de la espalda, y alterna.

3️⃣ Ponte en posición sobre los brazos. Estira la pierna en el eje de posición de la espalda. Cambia de lado.

Si es demasiado difícil, puedes hacerlo igual a cuatro patas, con lo que hay dos niveles de dificultad.

PEGA HOMBRO/HOMBRO

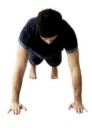 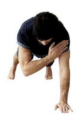 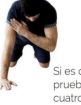

1️⃣ En posición de plancha (pelvis- hombro- cabeza), brazos bien estirados y el cuerpo bien sujeto.

2️⃣ Suelta la mano derecha para tocar el hombro izquierdo. Vuelve a la plancha. Lo mismo del otro lado.

Si es difícil, prueba a cuatro patas.

SUPERMAN

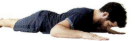 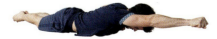 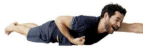

1️⃣ Estírate sobre el vientre. Empuja el pubis hacia el suelo y levanta brazos y pecho bien altos, como si quisieras volar en plan superhéroe. Los pies están ligeramente despegados.

2️⃣ Lleva los puños a la altura de los hombros y estira alternativamente hacia delante, en un movimiento dinámico pero controlado. ¡Cuidado con la kryptonita!

CARDIO

PASO + RODILLAZO

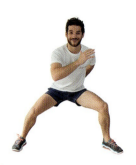 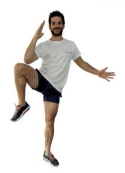 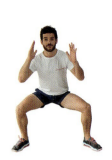 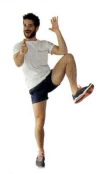

1 Baja hacia un gran squat.

2 Al enderezarte, sube la rodilla y baja el codo como hacen los boxeadores tailandeses.

3 Vuelve a bajar y manda un golpe de rodilla abriendo la cadera.

4 Lo mismo del otro lado. ¡A luchar!

ZANCADA BOXEO

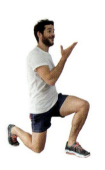 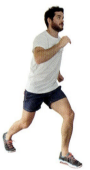 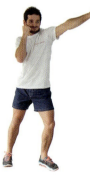 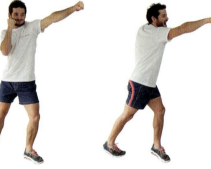

1 Retrocede el pie como si quisieras dar un paso hacia atrás y baja la rodilla en vertical como en una pedida de mano.

2 Sube, pivota la pelvis y manda un golpe con la mano izquierda, vuelve, salta invirtiendo las piernas.

3 Manda un golpe con la mano derecha.

JUMPING JACK

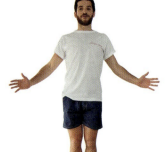 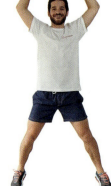

1 Salta en el sitio abriendo las piernas hacia los lados y con los brazos sobre la cabeza (los dedos se tocan encima de la cabeza), como un sacacorchos.

2 Vuelve con las piernas apretadas antes de repetir.

TUMBADO/DE PIE

La técnica importa poco, porque se trata de un movimiento global cardiovascular (puedes hacerlo en burpees, en pasos del oso, etc., todas las variantes valen). El objetivo es ser lo más rápido posible; cuidado, es mucho más duro de lo que parece. Esta es mi versión:

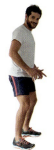 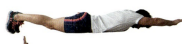 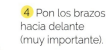

① Empieza con la espalda recta, baja en plan caballero sirviente.

② A cuatro patas, manda las dos piernas, una después de la otra, hacia atrás, para ponerte en plancha.

③ Haz una flexión mientras te dejas caer.

④ Pon los brazos hacia delante (muy importante).

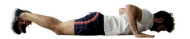 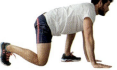 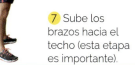

⑤ Y vuelve en flexión. Cuatro patas.

⑥ Caballero sirviente.

⑦ Sube los brazos hacia el techo (esta etapa es importante).

MOUNTAIN CLIMBER

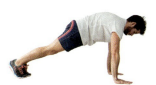 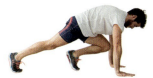 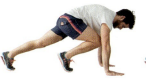 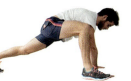

① En posición de plancha, el cuerpo bien sujeto, las dos palmas bien plantadas en el suelo.

② Busca la posición del sprinter, sobre la punta de los pies trae la rodilla derecha lo más cerca posible del pecho.

③ Con un pequeño salto, alterna los pies. Puedes subir las nalgas si quieres una versión más fácil.

+ Variante, lleva el pie hasta el nivel de la mano.

AQUASPLASH

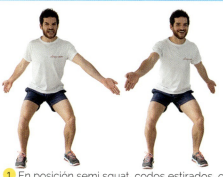 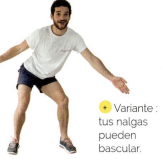 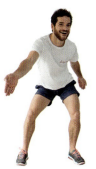

① En posición semi squat, codos estirados, como si quisieras mojar a tu enemigo acérrimo (el que ha tocado tu pared preferida), alterna brazo izquierdo, brazo derecho.

+ Variante: tus nalgas pueden bascular.

FUERZA

El objetivo del juego es desarrollar fuerza: necesitarás una kettlebell (KB) o mancuernas. (El músculo no podrá más aunque sin dolor generalmente entre la cuarta y la decimoquinta repetición). Coge una KB de 8 a 16 kg para las mujeres, de 12 a 24 kg para los hombres.

PUENTE DE GLÚTEOS

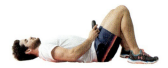 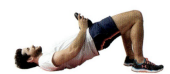 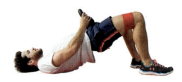

1. Estírate sobre la espalda, las piernas dobladas y los brazos separados a 45 ° con una carga pesada que apoyarás sobre los huesos del pubis (evita ponerla sobre los genitales).

2. Contrae las nalgas, los abdominales y los muslos para subir tu pelvis en plancha. Tienes que sentir los isquios, las nalgas y los abdominales contraerse.

3. Variante con una banda elástica separando las piernas.

DEADLIFT

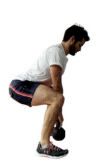 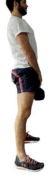

1. Colócate como si estuvieras en un wáter turco, la cabeza alineada con los hombros y la pelvis.

2. Levanta el peso mientras te levantas y activando tu espalda y tus piernas.

1. De pie, piernas separadas el ancho de las caderas, flexiona las rodillas para inclinarte hacia delante, abdominales y espalda sujetos, ambas manos sujetando una kettlebell (o una carga) en medio de tus piernas, la espalda estable.

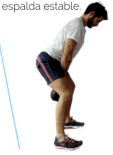

SWING

Movimiento de balanceo que se hace en las caderas, con la espalda sujeta.

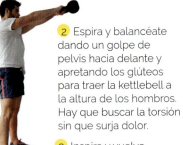

2. Espira y balancéate dando un golpe de pelvis hacia delante y apretando los glúteos para traer la kettlebell a la altura de los hombros. Hay que buscar la torsión sin que surja dolor.

3. Inspira y vuelve a bajar a la posición inicial, ayudándote de la gravedad. Empieza otra vez.

SQUAT

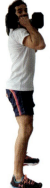

1. De pie, pies separados (más o menos al ancho de las caderas), dedos de los pies ligeramente vueltos hacia afuera. Levanta las mancuernas y colócalas sobre tus hombros.

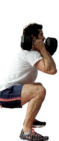

2. Inspira y empuja los glúteos hacia atrás, como para sentarte 50 cm por detrás, las piernas flexionadas si es posible hasta que tus caderas queden al nivel de las rodillas. La espalda está estable. Apoya sobre los talones y vuelve a levantarte, espirando, las rodillas orientadas hacia fuera como en la bajada.

PUSH PRESS

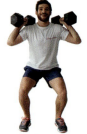 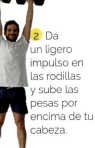

1. De pie, piernas separadas al ancho de las caderas, las mancuernas sobre los hombros.

2. Da un ligero impulso en las rodillas y sube las pesas por encima de tu cabeza.

FINISHER

Estos movimientos pican, a ver si consigues hacerlos.

PLANCHA «HEAD SHOULDER KNEES AND TOES»

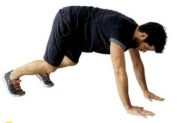

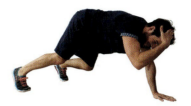

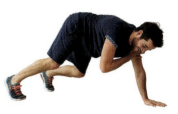

① Ponte en posición de semi plancha.

② Con una mano, toca tu cabeza con cada mano.

③ Luego toca el hombro derecho con la mano izquierda, y el hombro izquierdo con la mano derecha.

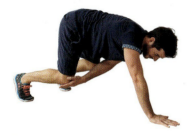

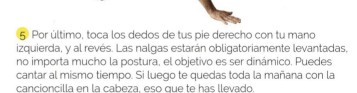

④ Y toca tu rodilla derecha con la mano izquierda y tu rodilla izquierda con tu mano derecha.

⑤ Por último, toca los dedos de tus pie derecho con tu mano izquierda, y al revés. Las nalgas estarán obligatoriamente levantadas, no importa mucho la postura, el objetivo es ser dinámico. Puedes cantar al mismo tiempo. Si luego te quedas toda la mañana con la cancioncilla en la cabeza, eso que te has llevado.

SQUAT RODILLAZO PATADA

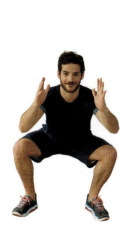

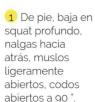

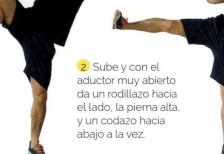

① De pie, baja en squat profundo, nalgas hacia atrás, muslos ligeramente abiertos, codos abiertos a 90 °.

② Sube y con el aductor muy abierto da un rodillazo hacia el lado, la pierna alta, y un codazo hacia abajo a la vez.

③ Y lánzale una patada devastadora a tu enemigo acérrimo.

SEMANA 1

NIVEL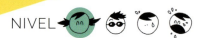

Tienes algunas explicaciones para comprender cómo leer este programa en la página 218. Antes de empezar la sesión 1, coge un cronómetro. Anota escrupulosamente cuánto tiempo has invertido en realizar esta sesión. Te guardo una sorpresa para más adelante.
Tu tiempo: ....

Sesión 1
ESPALDA + CARDIO

3 pasos de lado + rodillazo

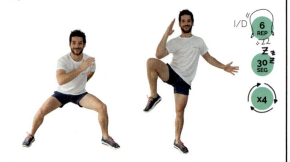

I/D · 6 REP · 30 SEG · x4

Superman

Empuja lo más lejos posible con la mano sin ahuecar la espalda demasiado.

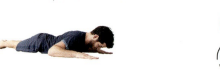

12 REP · 30 SEG · x3

Mountain climber

Plancha de abdominales, empuja bien en el suelo con las manos.
1 subida a izquierda y 1 subida a derecha.

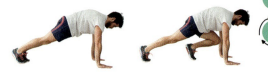

30 REP · 45 SEG · x3

Squat

Baja bien con las piernas, aquí la espalda no se mueve.

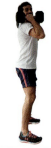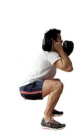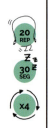

20 REP · 30 SEG · x4

🤿 Versión fácil: haz series de 6 pasos + Rodillazo y 10 Squats. ★ Versión pro: multiplica por 2 las repeticiones del Mountain climber y el Squat.

Sesión 2
CARDIO + NALGAS TABATA

Paso del oso

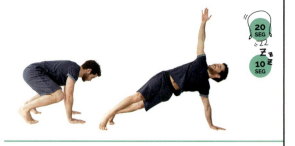

20 SEG · 10 SEG

Squat

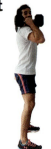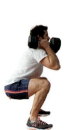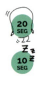

20 SEG · 10 SEG

202 • Programa de 8 semanas

Aquasplash

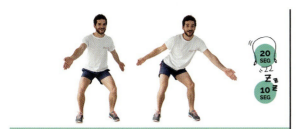

Puente de glúteos

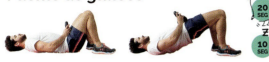

20 segundos de trabajo seguidos de 10 segundos de pausa. Todo 2 veces para hacer una vuelta. Haz 3 vueltas con 1 minuto de descanso entre medias.

✌ Versión fácil: 2 series y toma 2 minutos de descanso entre cada ejercicio (truco: pon menos intensidad en el Aquasplah y el Squat).

★ Versión pro: 4 series + Squat y Puente de glúteos con una pesa de 6 a 12 kg.

Sprinter

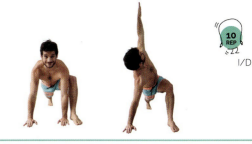

Mariposas

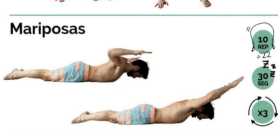

Culo estirado

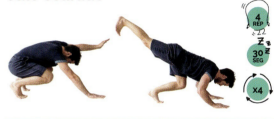

✌ Versión fácil: haz el Culo estirado 1 vez y 2 series.

★ Versión pro: baja bien en los brazos en el Culo estirado y añade una pesa de 1 kg en las Mariposas.

Sesión 3
MOVILIDAD + PLANCHA

Plancha cobra

GLOB

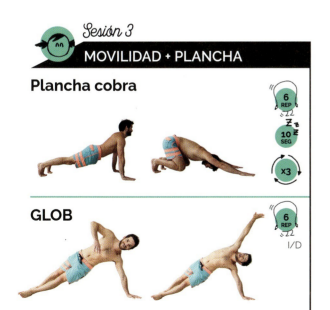

Esta semana me siento...
DALE UNA NOTA DE DIFICULTAD A ESTOS ENTRENAMIENTOS:

☐ Muy fácil ☐ Difícil

☐ Fácil ☐ Imposible

☐ Medio

SEMANA 2

NIVEL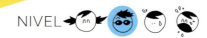

Sesión 1
ESPALDA + PLANCHA + RESISTENCIA

Superman

10 REP · 45 SEG · x4

Deadlift

12 REP · 30 SEG · x4

Tumbado/de pie

5 REP → 10 SEG · 10 REP → 10 SEG · 15 REP → 10 SEG

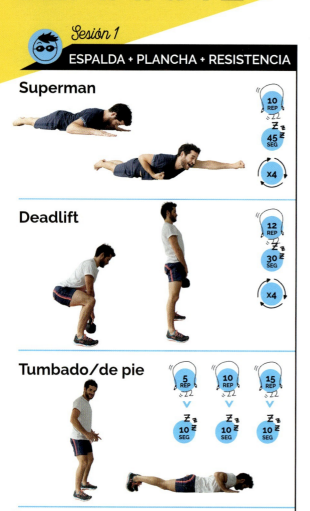

👋 Versión fácil: toma 1 minuto de descanso entre cada serie de Deadlift y 30 segundos de descanso entre cada serie de Tumbado/de pie.

★ Versión pro: coge una pesa de 1 kg en el Superman y de 12 kg en el Deadlift.

Sesión 2
CARDIO + GLÚTEOS TABATA

Deadlift

20 SEG · 10 SEG

Mountain climber

20 SEG · 10 SEG

Puente de glúteos

20 SEG · 10 SEG

Jumping Jack

20 SEG · 10 SEG

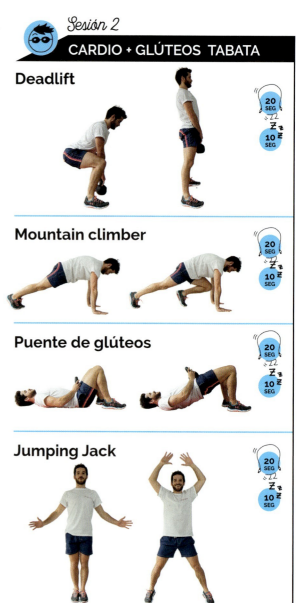

20 segundos de trabajo seguidos de 10 segundos de pausa. Todo 2 veces para hacer una vuelta. Haz 3 vueltas con 1 minuto de descanso entre medias.

👋 Versión fácil: 3 vueltas. Adapta la intensidad en los Jumping Jack y el Mountain climber. 3 minutos de recuperación entre cada día.

★ Versión pro: 4 vueltas. Lanza fuerte en el Jumping Jack y el Mountain. Contempla el fracaso al final de cada movimiento.

Sesión 3
MOVILIDAD

Deep squat — 10 REP I/D

Espalda redonda / espalda ahuecada — 10 REP

Cuadrado lumbar — 10 REP x3 I/D

Escorpión — 10 REP I/D

Piriforme completo — 10 REP I/D x2

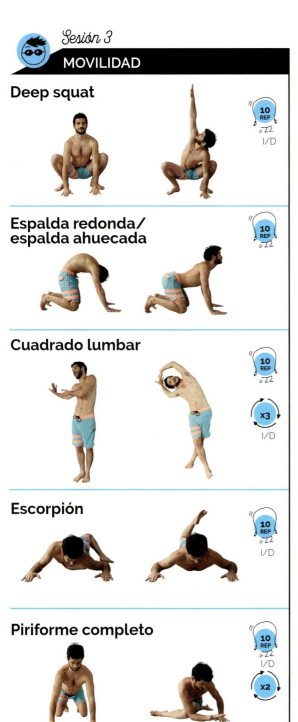

Mariposa — 10 REP x3

Esfinge — 30 RESPI

Ninja lateral — 3 REP I/D

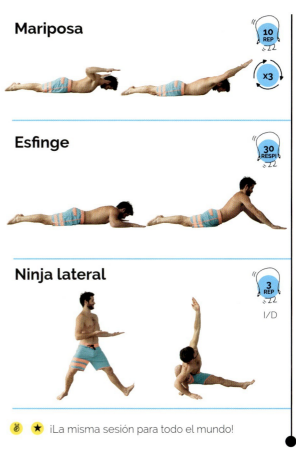

🐰 ⭐ ¡La misma sesión para todo el mundo!

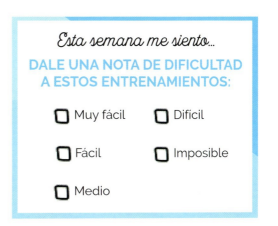

Esta semana me siento...
DALE UNA NOTA DE DIFICULTAD A ESTOS ENTRENAMIENTOS:

☐ Muy fácil   ☐ Difícil
☐ Fácil   ☐ Imposible
☐ Medio

SEMANA 3

NIVEL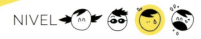

Sesión 1
ESPALDA + PLANCHA

Mariposa
10 REP / 15 SEG / x2

Push press
12 REP / 15 SEG / x3

Culo estirado
3 REP / 45 SEG / x4

Pega hombro/hombro
12 REP / 30 SEG / x4

Zancada boxeo
4 REP I/D / 30 SEG / x4

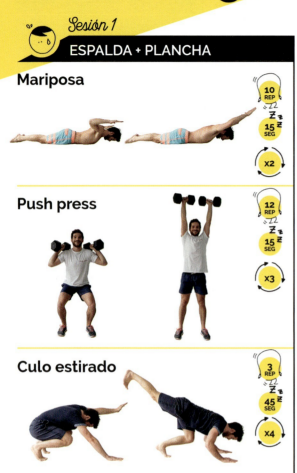

Swing
-1 repetición en cada serie
6 REP / 10 SEG / x6

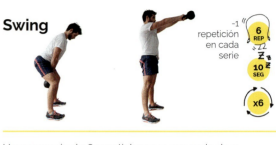

Haz una serie de 6 repeticiones, y una serie de 5 repeticiones, luego 4, etc., hasta 0.

✌ Versión fácil: la misma sesión dividiendo en 2 cada serie.

★ Versión pro: toma 1 kg en las Mariposas. 12 kg en los Push press. 12 kg en los Swing.

Sesión 2
CARDIO + RESISTENCIA TABATA

Paso del oso
20 SEG / 10 SEG

3 paso de lado + rodillazo
I/D / 20 SEG / 10 SEG

Plancha lateral
20 SEG / 10 SEG

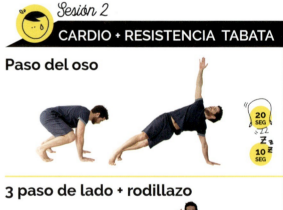
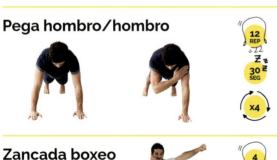
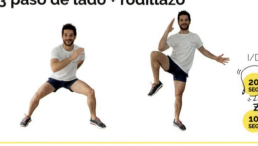
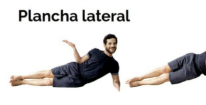
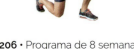

Aqua Splash

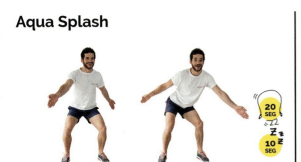

20 segundos de trabajo seguidos de 10 segundos de pausa. Todo 2 veces para hacer una vuelta. Haz 3 vueltas con 1 minuto de descanso entre cada.

✌ Versión fácil: adapta tu ritmo para estar cómodo. 3 minutos entre cada tabata.

★ Versión pro: dalo TODO en cada ejercicio, 1 minuto de descanso y 6 vueltas o nada de descanso y 3 vueltas.

Sesión 3
RESISTENCIA PLANCHA

Ninja lateral
Jumping Jack
Tumbado/de pie

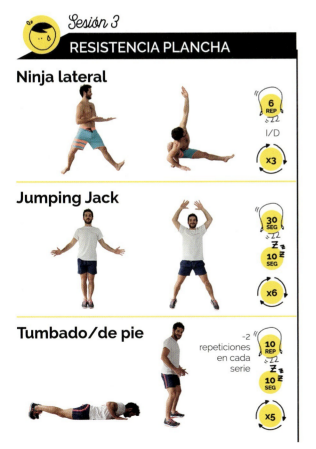

Plancha «head shoulder knees and toes»

Swing

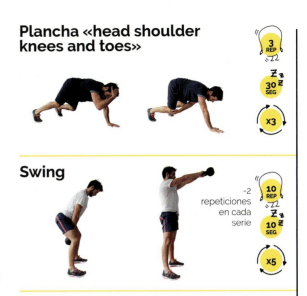

Haz una primera serie de 10, seguida de 10 segundos de descanso, y una serie de 8, con 10 segundos de descanso, y una serie de 6, etc. hasta 0.

✌ Versión fácil: triplica todos los tiempos de descanso.

★ Versión pro: añade 5 Squat cada vez que te tomes 10 segundos de descanso.

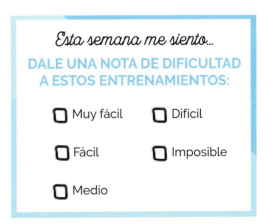

Esta semana me siento...
DALE UNA NOTA DE DIFICULTAD A ESTOS ENTRENAMIENTOS:

☐ Muy fácil   ☐ Difícil

☐ Fácil   ☐ Imposible

☐ Medio

SEMANA 4

NIVEL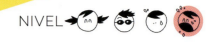

Sesión 1
CUERPO COMPLETO + CARDIO

Paso del oso

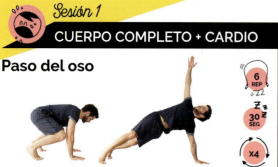

6 REP
30 SEG
x4

Aquasplash

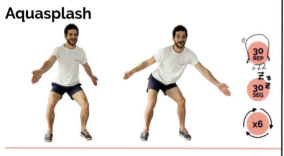

30 REP
30 SEG
x6

Zancada boxeo

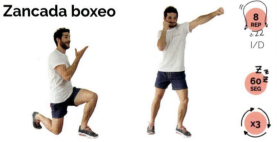

8 REP I/D
60 SEG
x3

Swing

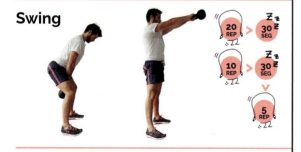

20 REP > 30 SEG
10 REP > 30 SEG
5 REP

✌ Versión fácil: ¿los tiempos de descanso? ¡Multiplícalos por dos!

★ Versión pro: ¿los tiempos de descanso? ¡Divídelos por tres!

Sesión 2
MOVILIDAD

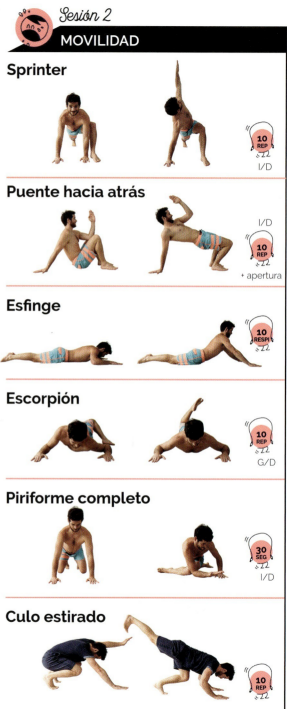

Sprinter — 10 REP I/D

Puente hacia atrás — I/D 10 REP + apertura

Esfinge — 10 RESPI

Escorpión — 10 REP G/D

Piriforme completo — 30 SEG I/D

Culo estirado — 10 REP

208 • Programa de 8 semanas

Deep squat

10 REP
I/D

Cuadrado lumbar

30 SEG
x3
I/D

Psoas

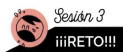

10 REP
I/D

Haz una única vuelta.

Sesión 3
¡¡¡RETO!!!

¡Felicidades! ¡Has llegado a la mitad del programa! Para celebrarlo, te propongo un reto. Tendrás el mismo después de la última sesión de la semana 8 (el objetivo es superarte a ti mismo). ¿Recuerdas la primera sesión? El encadenar 3 Pasos de lado + rodillazo, Superman, Mountain Climber, Squat. Ese que hiciste hace 4 semanas, cuando aún eras joven e inocente. Pues bien, ¡LO VAMOS A HACER DE NUEVO! En AMRAP, y eso no es el nombre de un sándwich. Quiere decir *As Many Rep As Possible*. Está en inglés y quiere decir que vas a sudar como un cerdo. La traducción literaria sería más bien: tantas repeticiones como puedas. Pon el crono para 10 minutos y a encadenar sin parar.

Paso de lado + rodillazo

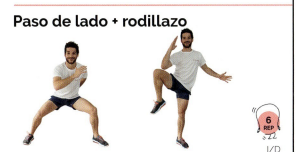

6 REP
I/D

Superman

12 REP
I/D

Mountain climber

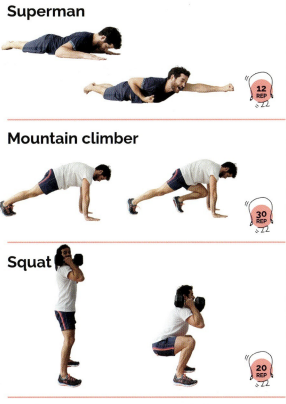

30 REP
I/D

Squat

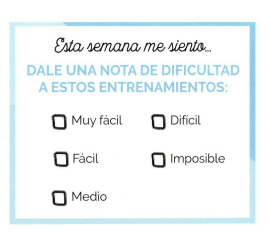

20 REP

Y cuenta el número de repeticiones. Anota aquí tu puntuación: .... (ejemplo: en 10 minutos, has hecho 4 vueltas completas del programa y a la quinta vuelta te has parado en el 4º Superman, tu puntuación sería: 12 + 12+ 30 + 20 (vuelta 1) + 12 + 12 + 30 +20 (vuelta 2) + 12 + 12 + 30 +20 (vuelta 3) +12 + 12+ 30 +20 (vuelta 4) + 12 + 4 (4 repeticiones del Superman) => 312. ¡Has hecho 312 repeticiones en 10 minutos!
Para tu información, en la sesión 1, tenías 254 repeticiones que hacer y... ¿cuánto tiempo tardaste? ¡Felicidades! ¡Has hecho más, en menos tiempo! Conserva esta puntuación ;-) te será útil.

Esta semana me siento...
DALE UNA NOTA DE DIFICULTAD A ESTOS ENTRENAMIENTOS:

☐ Muy fácil   ☐ Difícil

☐ Fácil   ☐ Imposible

☐ Medio

SEMANA 5

NIVEL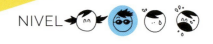

Sesión 1
RESISTENCIA PLANCHA

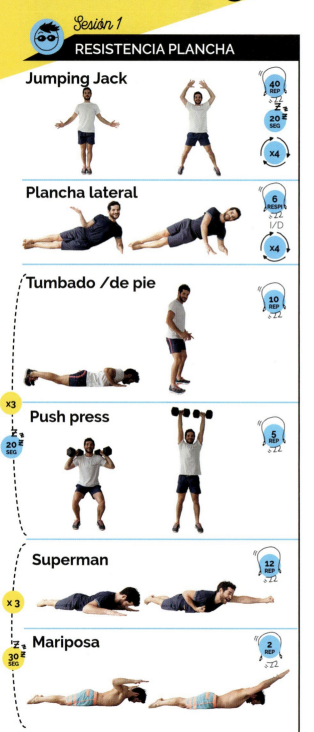

- **Jumping Jack** — 40 REP / 20 SEG / x4
- **Plancha lateral** — 6 RESPI I/D / x4
- **Tumbado / de pie** — 10 REP
- **Push press** — 5 REP
- **Superman** — 12 REP
- **Mariposa** — 2 REP

(x3 · 20 SEG / x3 / 30 SEG)

Squat rodillazo patada

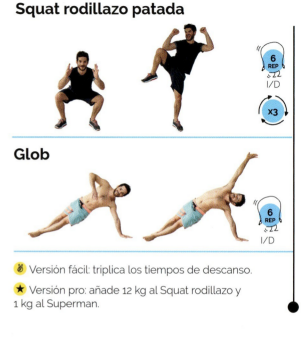

6 REP I/D · x3

Glob

6 REP I/D

☻ Versión fácil: triplica los tiempos de descanso.
★ Versión pro: añade 12 kg al Squat rodillazo y 1 kg al Superman.

Sesión 2
MOVILIDAD + FUERZA TABATA

Placha «head shoulder knees and toes» — 20 SEG / 10 SEG

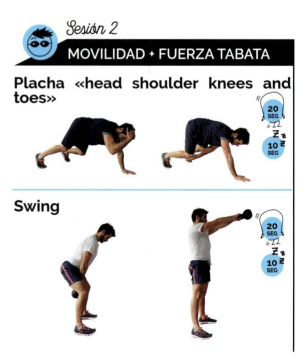

Swing — 20 SEG / 10 SEG

Squat rodillazo patada

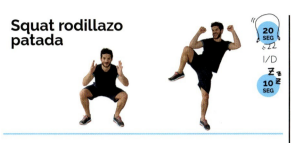

Zancada boxeo

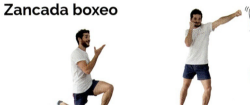

20 segundos de trabajo seguidos de 10 segundos de pausa. Todo 2 veces para hacer una vuelta. Haz 3 vueltas con 1 minuto de descanso entre cada.

✌ Versión fácil: haz la plancha de rodillas y toma 2 minutos entre cada Tabata. ★ Versión pro: haz el Swing con 12 kg, el Squat rodillazo con 12 kg y salta para pasar en las Zancadas de la pierna izquierda a la derecha. 5 vueltas con 1 minuto de reposo entre cada.

Sesión 3
CARDIO + PLANCHA

Aquasplash
Pega hombro/hombro

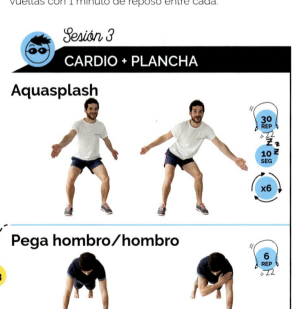

Mountain Climber

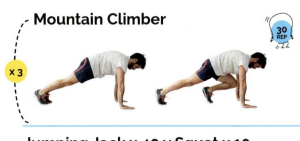

Jumping Jack x 40 y Squat x 10

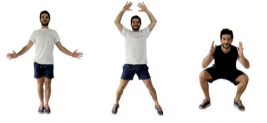

Jumping Jack x 30 y Squat x 10

Jumping Jack x 20 y Squat x 10

Jumping Jack x 10 y Squat x 10

✌ Versión fácil: tómate 30 segundos de descanso tras cada serie de Squat y 10 segundos después de los Moutain climber. ★ Versión pro: opción Finisher (contempla el fracaso sin dolor) Jumping Jack x 9 y Squat x 10 y Jumping Jack x 8 y Squat x 10. Etc. hasta llegar a Jumping Jack x 1 y Squat x 10.

Esta semana me siento...
DALE UNA NOTA DE DIFICULTAD A ESTOS ENTRENAMIENTOS:

☐ Muy fácil ☐ Difícil

☐ Fácil ☐ Imposible

☐ Medio

SEMANA 6

NIVEL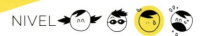

Sesión 1
ENTRENAMIENTO DE LA MUERTE

Zancada boxeo — 10 REP I/D, 20 SEG

Plancha «head shoulder knees and toes» — 10 REP, 20 SEG

Squat — 40 REP, 20 SEG

Tumbado/ de pie — 6 REP, 20 SEG

Deadlift — 40 REP, 20 SEG

Plancha lateral — 5 REP I/D, 20 SEG, x4

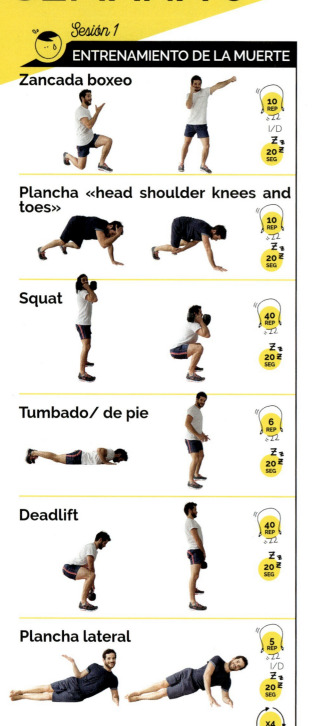

Squat rodillazo patada — 12 REP I/D

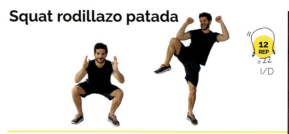

👋 Versión fácil: tómate todo el descanso que quieras entre cada ejercicio. No hay objetivo de tiempo en la plancha «head shoulder knees and toes».

★ Versión pro: todo 3 veces, haz en menos de 2 minutos la placha «knees and toes». Peso de 12 kg en el Squat y el Deadlift. Ah, y los tiempos de descanso, los quitas. Solo tendrás derecho a 2 minutos de descanso entre cada vuelta. No te olvides de beber ;-)

Sesión 2
MOVILIDAD + FUERZA TABATA

Jumping Jack — 20 SEG, 10 SEG

Swing — 20 SEG, 10 SEG

Paso del oso — 20 SEG, 10 SEG

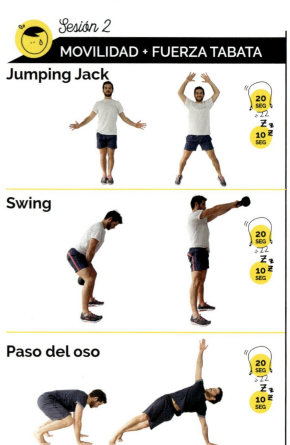

212 • Programa de 8 semanas

Squat rodillazo patada

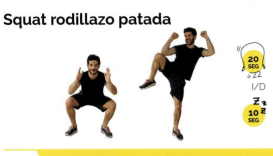

20 SEG I/D
10 SEG

20 segundos de trabajo seguidos de 10 segundos de pausa. Todo 2 veces para hacer una vuelta. Haz 4 vueltas con 1 minuto de descanso entre cada.

✌ Versión fácil: 3 vueltas y 2 minutos entre cada vuelta. No saltes en los Jumping Jack. ★ Versión pro: 6 vueltas, 1 minuto de recuperación entre cada vuelta. 12 kg en los Swing y los Squat rodillazo patada.

Sesión 3
ESPALDA Y PIERNA

Superman

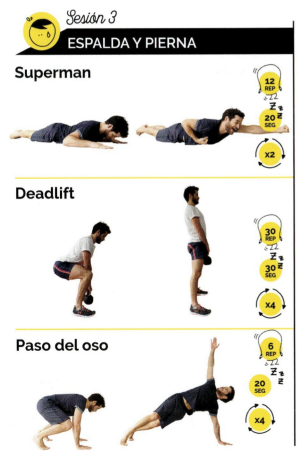

12 REP
20 SEG
x2

Deadlift

30 REP
30 SEG
x4

Paso del oso

6 REP
20 SEG
x4

Zancada boxeo

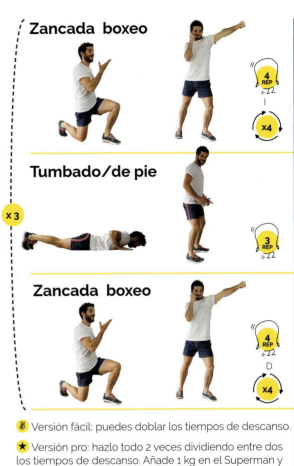

4 REP I
x4

Tumbado/de pie

3 REP

x3

Zancada boxeo

4 REP D
x4

✌ Versión fácil: puedes doblar los tiempos de descanso.

★ Versión pro: hazlo todo 2 veces dividiendo entre dos los tiempos de descanso. Añade 1 kg en el Superman y 12 kg en el Deadlift.

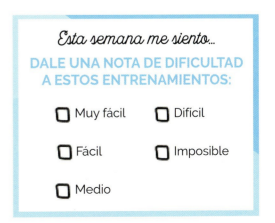

Esta semana me siento...
DALE UNA NOTA DE DIFICULTAD A ESTOS ENTRENAMIENTOS:

- ☐ Muy fácil
- ☐ Difícil
- ☐ Fácil
- ☐ Imposible
- ☐ Medio

SEMANA 7

Sesión 1
ENTRENAMIENTO DE LA MUERTE N° 2

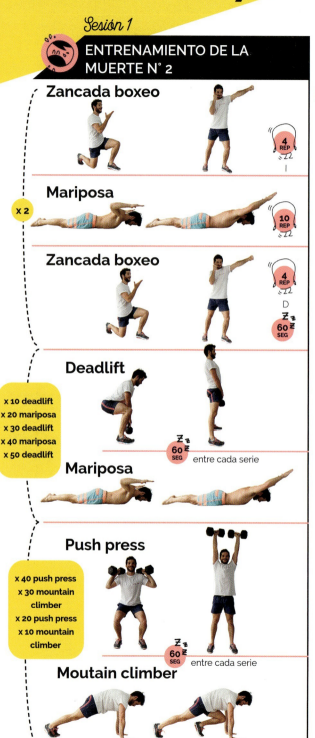

x 2

- x 10 deadlift
- x 20 mariposa
- x 30 deadlift
- x 40 mariposa
- x 50 deadlift

- x 40 push press
- x 30 mountain climber
- x 20 push press
- x 10 mountain climber

NIVEL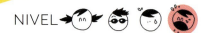

Plancha «head shoulder knees and toes»

Aquasplash

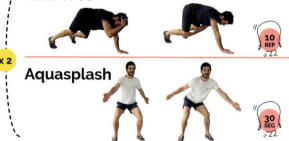

x 2

Esta sesión es la penúltima más difícil del programa.

☕ Versión fácil: tiempo de descanso = 20 segundos entre cada piso de la pirámide. ★ Versión pro: Deadlift con 12 kg y Push press con 12 kg. Un consejito: puedes hacer pausas en las repeticions de más de 20.

Sesión 2
CARDIO RESISTENCIA

Tumbado/de pie

Swing

Plancha «head shoulder knees and toes»

Squat rodillazo patada

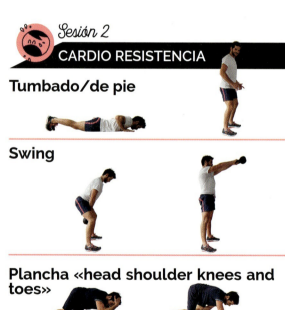
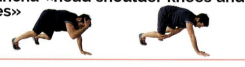
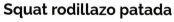

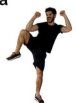

Pega hombro/hombro

Plancha lateral izquierda

Moutain climber

Plancha lateral derecha

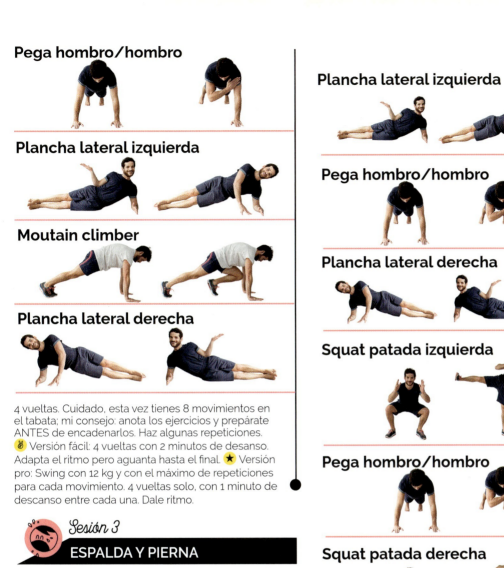

4 vueltas. Cuidado, esta vez tienes 8 movimientos en el tabata; mi consejo: anota los ejercicios y prepárate ANTES de encadenarlos. Haz algunas repeticiones.

✌️ Versión fácil: 4 vueltas con 2 minutos de desanso. Adapta el ritmo pero aguanta hasta el final. ⭐ Versión pro: Swing con 12 kg y con el máximo de repeticiones para cada movimiento. 4 vueltas solo, con 1 minuto de descanso entre cada una. Dale ritmo.

Sesión 3
ESPALDA Y PIERNA

Superman
12 REP / 20 SEG

Puente de glúteos
6 REP / 20 SEG

x4

Plancha lateral izquierda
5 RESPI

Pega hombro/hombro
30 REP

Plancha lateral derecha
5 RESPI

Squat patada izquierda
5 REP

Pega hombro/hombro
30 REP

Squat patada derecha
5 REP

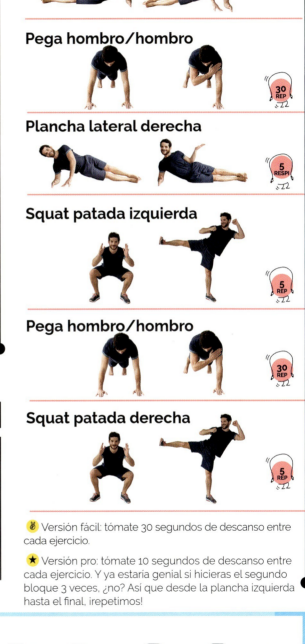

✌️ Versión fácil: tómate 30 segundos de descanso entre cada ejercicio.

⭐ Versión pro: tómate 10 segundos de descanso entre cada ejercicio. Y ya estaría genial si hicieras el segundo bloque 3 veces, ¿no? Así que desde la plancha izquierda hasta el final, ¡repetimos!

Esta semana me siento...
DALE UNA NOTA DE DIFICULTAD A ESTOS ENTRENAMIENTOS: ☐ Muy fácil ☐ Fácil ☐ Medio ☐ Difícil ☐ Imposible

SEMANA 8

NIVEL

Sesión 1
ESPALDA Y PIERNAS

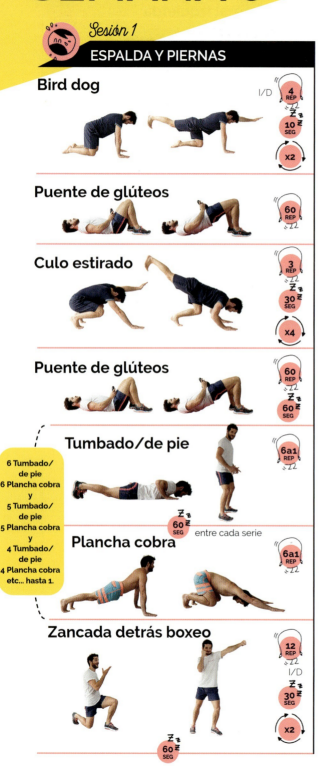

- **Bird dog** — I/D, 4 REP, 10 SEG, X2
- **Puente de glúteos** — 60 REP
- **Culo estirado** — 3 REP, 30 SEG, X4
- **Puente de glúteos** — 60 REP, 60 SEG
- **Tumbado/de pie** — 6a1 REP

6 Tumbado/ de pie
6 Plancha cobra
y
5 Tumbado/ de pie
5 Plancha cobra
y
4 Tumbado/ de pie
4 Plancha cobra
etc... hasta 1.

- **Plancha cobra** — 6a1 REP, 60 SEG entre cada serie
- **Zancada detrás boxeo** — 12 REP, I/D, 30 SEG, X2, 60 SEG

FINISHER: ¡PARA DARLO TODO!

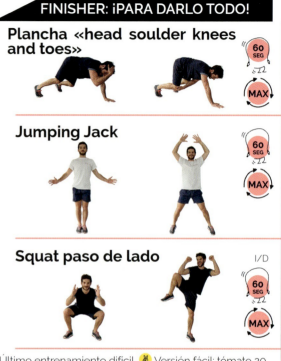

- **Plancha «head soulder knees and toes»** — 60 SEG, MAX
- **Jumping Jack** — 60 SEG, MAX
- **Squat paso de lado** — I/D, 60 SEG, MAX

Último entrenamiento difícil. 🍋 Versión fácil: tómate 20 segundos de descanso entre cada Tumbado / de pie y Cobra, y reemplaza la Cobra por Bird dog. En el último ejercicio, intenta aguantar un minuto, pero a tu ritmo.
⭐ Versión pro: en el Finisher, añade los tres ejercicios siguientes: el máximo de Aquasplash en 1 minuto; el máximo de Pega hombro en 1 minuto; el máximo de Mariposa en 1 minuto. Consejito: gestiona un poco el esfuerzo o si no vas a petar.

Sesión 2
MOVILIDAD TABATA LIGHT

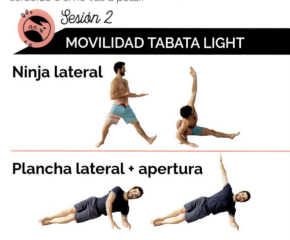

- **Ninja lateral**
- **Plancha lateral + apertura**

Piriforme completo

Puente detrás + apertura

Espalda redonda/espalda hueca

Deep squat

Sprinter

Cudrado lumbar sentado

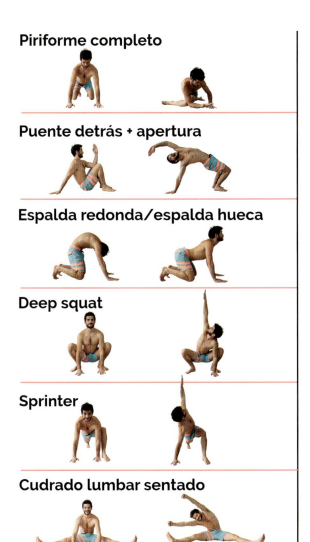

La idea aquí no es ir deprisa, al contrario, se trata de obligarte a adoptar un ritmo más lento. Elige una música más tranquila que la habitual, escucha a tu cuerpo. Haz primero todos los movimietos a la izquierda y, en el siguiente tabata, a la derecha.
¡Todo el mundo hace dos vueltas!

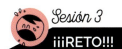

Sesión 3
¡¡¡RETO!!!

¡JAJA! La última etapa. Vuelve a escribir aquí el tiempo que tardaste en hacer las 254 repeticiones de la primera sesión: .... Y aquí el número de repeticiones de la sesión 12: .... Tu objetivo en esta última sesión será petar las puntuaciones. De nuevo, el mismo AMRAP (te acuerdas, ¿verdad? Que no es un sándwich, eso ya para después). Ahora me tienes que encadenar, en 10 minutos, el máximo de repeticiones de los siguientes 4 ejercicios:

Paso de lado rodillazo
6 REP I/D

Superman
12 REP

Mountain climber
30 REP

Squat
20 REP

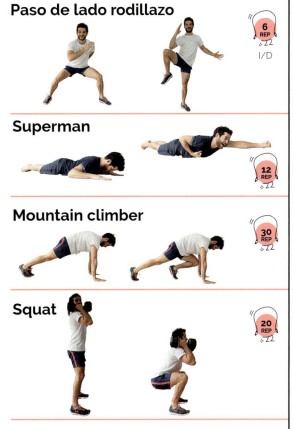

GO GO GO! Ver tus progresos en 8 semanas es algo mágico. Recuerda una cosa: el entrenamiento permite volver lo inconfortable, confortable; lo insoportable, soportable. Y, quizás, lo imposible, posible. ¡Bravo!

Esta semana me siento...
DALE UNA NOTA DE DIFICULTAD A ESTOS ENTRENAMIENTOS: ☐ Muy fácil ☐ Fácil ☐ Medio ☐ Difícil ☐ Imposible

¿Cómo leer el programa?

 > hacer 10 repeticiones

 > tomar 30 segundos de descanso

 > hacer 6 inspiraciones y 6 espiraciones

 > hacer 4 series

 > 20 segundos de trabajo

• Por ejemplo, para la Sesión 1 de la Semana 1:

> Esto significa que haces 6 veces el movimiento a la izquierda, 6 veces el movimiento a la derecha. (Puede ser 1 vez a la izquierda y 1 vez a la derecha, todo 6 veces; o puedes hacer 6 veces a la izquierda, y 6 veces a la derecha, es lo mismo, ¡aunque para hacer 3 veces 6 pasos de un lado seguido, ya puedes tener un graaaaan salón!).

Y, cuando termines los 12 movimientos, te tomas 30 segundos de descanso. Y todo esto, lo haces 4 veces.

— Cuando pone *-1 (o -2)* en cada serie, quiere dercir que empiezas haciendo 10 repeticiones. Te tomas tu tiempo de descanso, y en la siguiente serie, vas quitando el número de repeticiones indicado. Como una bajada de pirámide. Hasta llegar al cero.

— Si tienes alguna duda con algún ejercicio... haz algunos squats y mándame un mensaje en Instagram. Te ayudaré. (Mencióname en las *stories* para estar seguro de que no se me pasa ;))

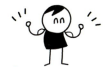

Eso es todo, amigos...

Voy a terminar, si no te importa, con un toque personal.

Amo profundamente mi trabajo.

Lo que más me gusta, creo, es tener el poder de curar tan bien con mis manos como con mis palabras.

Está ese instante, tan corto y tan furtivo, en el que cambias la vida de una persona, simplemente porque has puesto la mano donde hacía falta.

Ese instante tiene algo de mágico.

Con frecuencia me preguntan: «pero con TODO lo que haces, los vídeos en Instagram y en YouTube, las clases que das, las conferencias, la tele, la radio, ¡y ahora EL LIBRO! ¿Por qué sigues acudiendo a la consulta para sanar a tus pacientes?»

Y siempre respondo: «porque me gusta».

Lo hago por esos instantes mágicos.

Si algún día *Major Mouvement*, y todo lo que he creado, se derrumbara por cualquier motivo, ten por seguro que estaría feliz de volver a empezar desde el principio, ya que sé en lo más profundo de mí que toda la energía que despliego en este proyecto (en todas sus formas) representa tantos otros instantes mágicos que se crean en algún lado.

Y esto no sabes hasta qué punto me hace feliz.

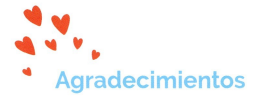

Agradecimientos

Tengo que darle las gracias a mi mujer, sin la cual no soy nada.

A mi hija y mi hijo, por el nuevo mundo que me ofrecen cada día.

A mis padres, que han hecho de mí un adulto que se siente bien en sus zapatos.

A mi hermano, que siempre me ha empujado a dar lo mejor de mí mismo.

A mi familia y mis amigos, que están a mi lado desde más o menos siempre, y que, a pesar de la distancia, siempre saben cómo estar cerca.

Al *Institute Therapie Manuelle et de Physiothérapie*, que ha hecho de mí un kinesiólogo competente.

Pienso también en todas esas personas que han contribuido de cerca o de lejos a la creación de este libro. Vuestros consejos, vuestras historias y vuestra experticia me han ayudado a lo largo de este trabajo que resume DIEZ años de mi carrera.

Gracias a todo el equipo de Tonsor & Cie por la barba, el pelo y la ropa.

Gracias a *4trainer* por el equipo deportivo.

Gracias a Valérie e hijos, propietarios de la bonita casa donde se han tomado las fotos.

En fin, siempre tengo en mente a todos mis pacientes, que me empujan cada día a intentar ser una persona de bien.

Mis progresos

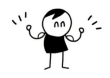